好牙
伴一生

杭州牙科医院集团　组织编写
王心华　主编

U0215160

浙江科学技术出版社·杭州

图书在版编目（CIP）数据

好牙伴一生 / 杭州牙科医院集团组织编写；王心华
主编 . — 杭州：浙江科学技术出版社，2024.1
ISBN 978-7-5739-0996-1

Ⅰ . ①好⋯ Ⅱ . ①杭⋯ ②王⋯ Ⅲ . ①口腔—保健
Ⅳ . ① R780.1

中国国家版本馆 CIP 数据核字（2024）第 011458 号

书　　名	好牙伴一生	
组织编写	杭州牙科医院集团	
主　　编	王心华	

出版发行　**浙江科学技术出版社**
　　　　　杭州市体育场路 347 号　邮政编码：310006
　　　　　办公室电话：0571-85176593
　　　　　销售部电话：0571-85062597
　　　　　E - mail：zkpress@zkpress.com
排　　版　杭州万方图书有限公司
印　　刷　浙江海虹彩色印务有限公司

开　本	710mm × 1000mm　1/16		印　张	7.25	
字　数	111 千字				
版　次	2024 年 1 月第 1 版		印　次	2024 年 1 月第 1 次印刷	
书　号	ISBN 978-7-5739-0996-1		定　价	48.00 元	

策划编辑　莫亚元		**责任编辑**　苏亚娟　胡　水	
文字编辑　刘依婷		**责任校对**　张　宁	
责任美编　金　晖		**责任印务**　田　文	

如发现印、装质量问题，请与承印厂联系调换。电话：0571-85095376

■ 序一

　　口腔健康与全身健康密切相关。口腔健康被世界卫生组织列为人体健康的十大标准之一，也是社会文明进步的重要体现。口腔健康的标准是"牙齿清洁、无龋洞、无疼痛感、牙龈颜色正常、无出血现象"。口腔疾病会导致和加剧许多全身性疾病，例如心脑血管疾病、呼吸系统疾病、消化系统疾病、泌尿系统和内分泌系统疾病等。孕妇的口腔感染则是导致早产和婴儿低出生体重的危险因素。

　　2023 年 4 月 7 日，世界卫生日主题确定为"改善公共卫生的七十五年"。国家卫生健康委将中国宣传主题确定为："优质资源下沉，人人享有健康"。口腔健康关系到我们的全身健康，值得我们每个人重视，对自己负责、对家庭负责、对国家负责。

　　口腔易发多种常见病，第四次全国口腔健康流行病学调查结果显示，龋齿的发病率在 60％ 以上，牙周病更是高达 80％。如此高的发病率，原因具有多样性。其中，不良的饮食习惯、口腔卫生习惯是诱发口腔疾病的主要原因。口腔保健已经渗透并融入到人们的日常生活中，口腔保健是一种健康理念，更是一种生活态度。

　　如何培养良好的口腔卫生习惯与饮食、生活习惯？

从婴儿时期到耄耋之年，在全生命周期如何进行口腔保健与疾病预防？如何正确解决口腔问题？本书亦旨在介绍各类口腔常见疾病及诊治方法，包括牙周病、牙髓病、口腔保健与疾病预防、口腔颌面外科、口腔修复、口腔种植、口腔美学等，让大家对口腔疾病与口腔治疗有初步认识和了解，这也是我们编写这本手册的目的。

牙齿在赋予您美丽、自然笑容的同时，也需要您的关爱和呵护，切记"防患于未然"。有效预防可以使我们免遭口腔疾病的侵扰，减少痛苦，节约时间、金钱和精力。而及时治疗则可以尽快治愈疾病，将健康还给我们，让健康的牙齿与我们终身相伴。

不积跬步无以至千里，不积小流无以成江海。口腔健康理念和保健知识离不开日常一点一滴的积累。我们真诚地希望本书能为读者们提供一些实际的帮助和指导。

国际牙医师学院院士
国务院政府特殊津贴专家
浙江大学口腔医学研究所所长

■ 序二

善待牙齿：早预防，早治疗

这是杭牙人做的第三本口腔保健手册：

■ 第一本是 1998 年在海口市，我们印制了 28 万本《海口市中小学生口腔保健手册》，在海口全市中小学校开展口腔健康讲座并公开发放，受到中央电视台《新闻联播》、新华社、《海南日报》等多家主流媒体的广泛报道；

■ 第二本是 2013 年在杭州市，我们联合滨江区社会发展局、滨江区教育局印制了 10 万本《中小学生口腔保健手册》，送给滨江区所有在校的孩子及其家长，同样引起了社会各界的高度关注；

■ 第三本就是这本《好牙伴一生》了。我们有幸邀请到国际牙医师学院院士、国务院政府特殊津贴专家、浙江大学口腔医学研究所所长王慧明为本书作序。我们期待这本书能给杭城 1200 万常住居民、400 余万家庭提供简明、易懂、实用的口腔疾病预防保健知识、医疗信息索引和指南。

多年来，我们持续接待着这样的患者——

● 3～10 岁的小朋友罹患重度龋齿、牙列拥挤或面部发育畸形而得不到及时、有效的早期干预和治疗；

● 15～22 岁的住校生因缺乏良好的口腔卫生行为习惯而罹患"可乐牙"甚至牙缺失；

● 23～45 岁的职场精英们在百忙中还要专门请假赶来看牙；

● 老年朋友们因高血压病、糖尿病、心脏病等原因看牙被拒后，辗转找到我们的"老年口腔慢病专科"专家……

其实，种种牙病可以通过预防（科学刷牙、定期洁牙、按生命周期护理牙齿）来避免，通过精细化专业门诊（口腔显微根管、口腔正畸、牙齿种植、多学科联合等）来治疗的。当然，随着社会的发展和群众口腔保健意识的提高，相当一部分人也开始选择贴面、美白、舒适化口腔治疗，来满足更高层次的审美和情感需求。

我们一直致力于此！

一入医门，一生笃行。

祝大家口腔健康，一生健康！

杭州牙科医院集团董事长

2024 年 1 月于杭州

目 录

七、全身疾病与口腔健康

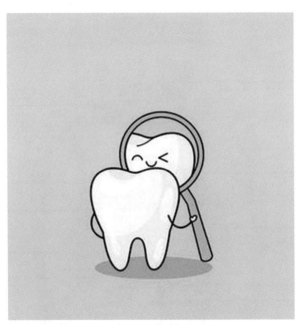

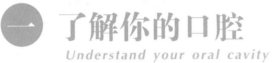

一　了解你的口腔

Understand your oral cavity

1 口腔里有什么

口腔是人体的一个重要器官，是消化道的起始端。

口腔包含牙齿、唇、舌、颌骨、涎腺。

其中，牙齿分别按顺序排列在上、下牙槽骨上，组成上、下牙列。

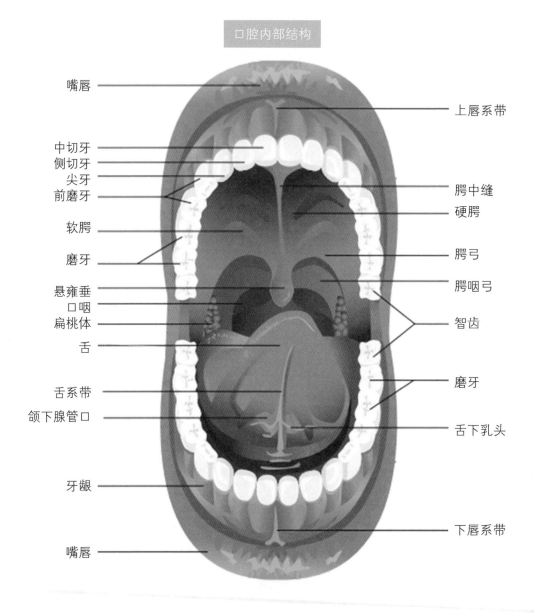

口腔内部结构

嘴唇

上唇系带

中切牙
侧切牙
尖牙
前磨牙

腭中缝
硬腭

软腭

磨牙

腭弓

腭咽弓

悬雍垂
口咽
扁桃体

智齿

舌

舌系带
颌下腺管口

磨牙

舌下乳头

牙龈

下唇系带

嘴唇

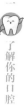

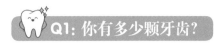 **Q1: 你有多少颗牙齿?**

牙齿按生长时间分类可分为乳牙和恒牙;按形态及功能分类,可分为切牙、尖牙、前磨牙和磨牙。

正常乳牙数目为20颗;正常成年人的牙齿数目为28～32颗。

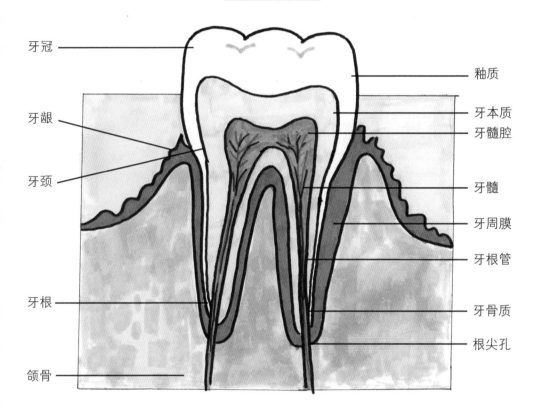

牙齿的结构

牙冠 —— 釉质

牙本质

牙龈

牙髓腔

牙颈

牙髓

牙周膜

牙根管

牙根

牙骨质

根尖孔

颌骨

张佳琪(12岁,六年级)/画

跟着沙画学科普
口腔里有什么

3

Q2: 健康的口腔是怎样的?

口腔健康是指牙齿、牙周组织、口腔邻近部位及颌面部无组织结构与功能性异常。

牙清洁、无龋洞、无疼痛感、无松动,牙龈颜色正常,无出血现象。

找一找: 这组照片中存在哪些口腔问题?

口腔牙齿实拍图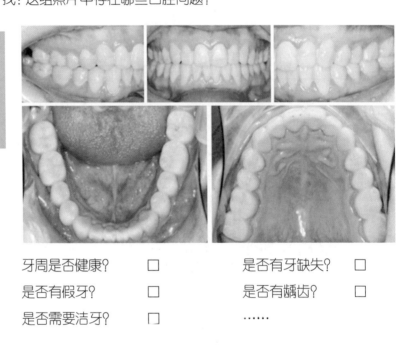

牙周是否健康?　□　　　　　是否有牙缺失?　□

是否有假牙?　　□　　　　　是否有龋齿?　　□

是否需要洁牙?　□　　　　　……

2　如何自我检查

在与牙医正式见面之前,每个人都可以通过自我口腔检查,来初步了解自己的口腔内情况。

 Q3: 正确的口腔检查方法是怎样的?

一般可以按照从外到内、从前向后、由浅入深的顺序进行检查。重点关注如下这些部位:

🦷 头颈部、面部

检查是否对称，皮肤颜色是否正常，皮肤表面有无肿块疼痛，关节是否有弹响疼痛，开闭口是否正常等。

🦷 口腔内硬组织

牙齿有无变黑、敏感、疼痛、松动、缺损或缺失，牙列是否整齐，咬合是否正常。

🦷 口腔其他软组织

如牙龈、牙周、舌、口底、颊部、腭部、唇部及咽部等有无色泽变化、肿胀、溃疡、糜烂、皲裂、出血、白色或红色斑、瘢痕及结节等。

🦷 唾液

分泌过多或过少，是否有异味等。

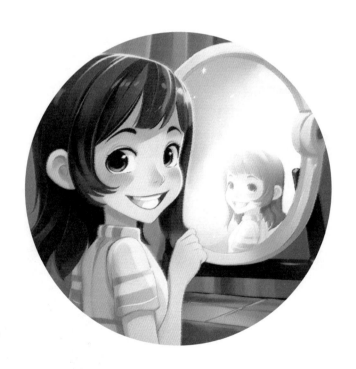

3 口腔疾病的 9 大征兆

 Q4：口腔疾病有哪9大征兆？

口腔疾病的9大症状及可能病症

序号	症状	可能对应病症
1	口腔内口气较大或有口臭	牙周炎
2	牙龈红肿并伴随出血现象	牙龈炎 / 牙周炎
3	刷牙时刷毛上沾有血迹，咀嚼食物时食物上有血迹	牙龈炎 / 牙周炎
4	经常或严重牙痛	牙龈炎 / 牙髓炎 / 牙周炎 / 根尖周炎
5	牙根暴露或牙龈红肿、有脓，牙齿有不同程度松动	牙周炎
6	牙齿对冷热刺激食物有酸疼的反应	牙齿敏感 / 牙齿磨损 / 龋齿
7	牙表面有裂痕，缺乏光泽	牙釉质磨耗 / 牙隐裂
8	自照镜子看到有蛀牙 / 牙黑	口腔环境不容乐观 / 龋齿
9	明显看到牙结石和牙渍	口腔清洁存在问题 / 牙结石

 Q5：什么情况下需要立即治疗？

对照以上症状检查一下你的口腔，若出现 ——

🦷 1～3个上述症状

说明口腔或牙齿已经处于亚健康状态，要及时预防以防止进一步恶化。

🦷 4～6个症状

口腔或牙齿已处于非健康状态，应该尽快治疗。

🦷 7～9个症状

口腔或牙齿已经处于非常不健康的状态，必须马上进行有效治疗。

检查口腔

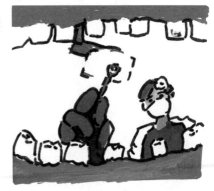

Lily（12岁，六年级）/画

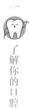

4 口腔检查：与牙医的定期约会

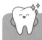 **Q6**：没有牙痛、牙黑、牙折断等症状，也需要定期进行口腔检查吗？

口腔常见病如龋齿、牙周疾病等多属慢性病，早期症状不明显，大多数人往往没有自觉症状。定期检查可以早发现、早诊断、早处理。

举例来说，龋齿早期一次就可以完成治疗，但若等到疼痛就医，可能就要进行根管治疗。

除了给生活和工作带来不便，治疗花费的时间、费用、就诊次数都会增加，甚至导致牙齿无法再治疗而被迫拔除。

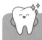 **Q7**：多久做一次口腔检查？

定期进行口腔检查可以在医生的帮助下了解自己的口腔健康状况，学会更多正确而有效的自我口腔保健方法。一般来说，普通成年人一年1次，儿童每年至少2次，易患龋齿或牙周情况不佳者建议一年2次。

 TIPS：

很多全身系统性疾病早期在口腔也有表现，通过定期检查口腔也可尽早发现。

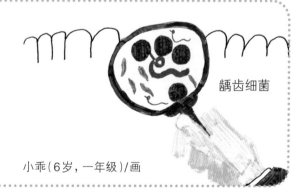

龋齿细菌

小乖（6岁，一年级）/画

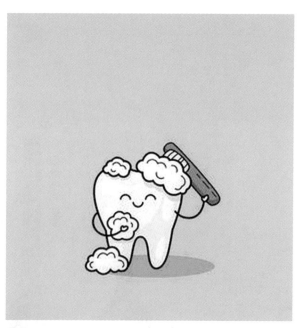

二　日常口腔保健方法

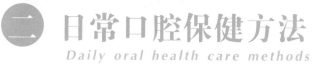

Daily oral health care methods

1 如何选择牙膏和牙刷

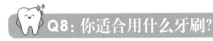

Q8: 你适合用什么牙刷?

首先,我们来认识下市面上主要有哪些牙刷。

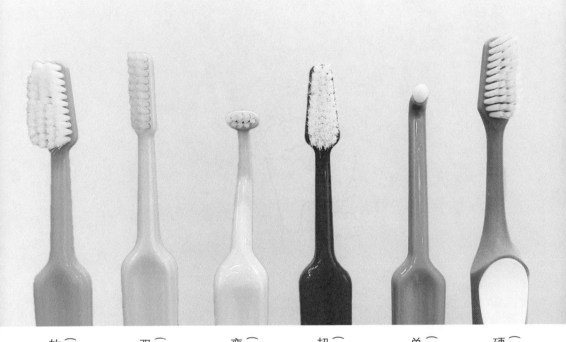

（牙周炎/牙齿敏感）
软毛长排牙刷

（正畸牙刷）
双排牙刷

（智齿/种植牙/舌侧矫正牙刷）
弯头牙刷

（重度牙周炎）
超软毛牙刷

（种植牙/矫正牙刷）
单头牙刷

（常规牙刷）
硬毛长排牙刷

接下来,对照你口腔内的牙齿情况,可根据下表予以比对和选择。

不同人群的牙刷的选择

适应人群	牙刷选择
所有人群	软毛、小头牙刷
牙龈红肿、易出血者	软毛牙刷
牙龈萎缩、牙间隙大、最后一颗牙内侧难以清洁、舌侧正畸者	异型牙刷： 牙刷头部的毛束可较牙刷头略窄
金属矫正及戴固定假牙者	"V"形或"U"形的异型牙刷： 这类牙刷底部毛短且较坚硬，能有效地去除基托和钢丝上的牙菌斑；两侧刷毛较软，用于清洁和按摩牙龈
儿童	平顶式牙刷： 刷头应较短窄；2～3排，每排3～4束刷毛，刷毛软硬适中
老年人	磨毛牙刷： 刷柄中段稍向上弯曲并具有一定弹性，便于把握和使用，牙刷头宜短窄，以在口腔里转动灵活

TIPS：

只用一种牙刷，是不是已经满足不了你的牙齿需求了？

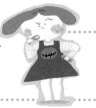

Q9：你适合用什么牙膏？

从功效来说，市面上的牙膏大致有以下5种：

含氟牙膏

预防龋齿效果较好，能促进牙齿表面的硬组织再矿化；但在含氟高的地区不宜使用含氟牙膏，以免加重氟斑牙症状。

含酶牙膏

具有催化和消炎的作用，能去除牙垢，防止牙龈出血，去除烟渍和茶渍。

叶绿素牙膏

可抑制口腔内某些细菌的生长繁殖。

脱敏药物牙膏

可以减轻牙龈遇冷热酸甜发生的过敏性疼痛症状。

美白牙膏

通常采用摩擦和化学漂白的原理去除牙齿表面的着色，起到洁白牙齿的作用。

牙膏用量

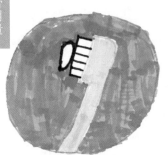

成人
牙膏用量约1厘米

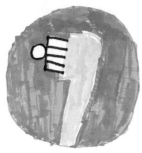

3～6岁儿童
用豌豆大小的牙膏

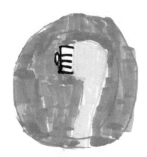

3岁以下儿童
用米粒大小的牙膏

和和(8岁，二年级)/画

TIPS：

你能做出正确选择吗？

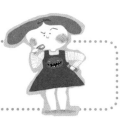

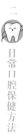
2 你的刷牙方法正确吗

牙齿是人体最坚硬的器官，但如果牙齿保养不当，很容易出现牙齿出血、牙龈红肿，甚至牙齿缺损等问题。预防牙齿疾病的第一有效措施，就是正确刷牙。

Q10：如何正确刷牙？

一般采取巴氏刷牙法（又称"水平颤动拂刷法"）。顺序如下：

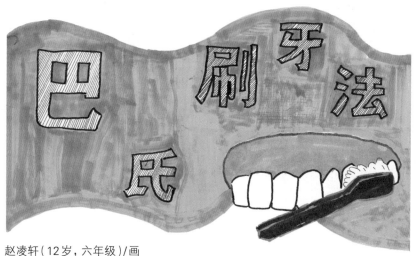

赵凌轩（12岁，六年级）/画

🦷 牙齿外侧面

可将牙刷与牙齿之间成45°角，将牙刷放在牙龈和牙齿之间纵向擦洗，注意力度轻柔，过于用力可能会引起牙龈出血。

🦷 牙齿内侧面

将牙刷竖起来纵向轻刷上下牙齿。

🦷 牙齿咬合面

将牙刷和牙齿咬合面成90°角，横向擦洗。

🦷 舌头表面

舌头上覆盖的牙菌斑较多，刷舌头可以有效减少细菌、牙菌斑的形成，预防口臭。

刷牙步骤分解

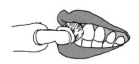

① 刷门牙外侧

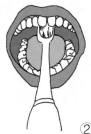

② 刷门牙内侧

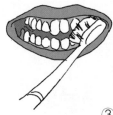

③ 刷后牙外侧面

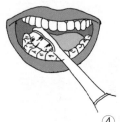

④ 刷后牙内侧面

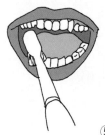

⑤ 刷牙齿咬合面

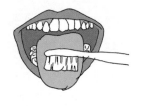

⑥ 轻刷舌苔表面

糯米（12岁，七年级）/画

跟着沙画学科普
巴氏刷牙法

TIPS：

"四个3"刷牙法则：每日最好刷牙3次；饭后30分钟内刷牙；刷牙时间最好不要少于3分钟；牙刷至少3个月更换一次。

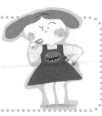

3 怎么合理使用牙线

Q11：为什么说牙线比牙签对牙齿更友好？

 清洁效果更彻底、覆盖范围更广

牙线能够深入牙齿间的缝隙中，清除隐藏在牙齿间的食物残渣、细菌和牙菌斑。

 保护牙齿和牙龈

相较牙签，牙线对牙齿和牙龈造成的刺激和损伤更小。

 预防牙周疾病

由于牙线的清洁效果更好，可以有效预防牙周疾病的发生。而牙签只能清除牙齿表面的部分食物残渣，对牙周疾病的预防效果相对较差。

Q12：怎么用牙线？

牙线从形态上主要分为轴式牙线和牙线棒。这两种牙线均能够有效去除牙菌斑，并且清理牙刷或电动牙刷刷不到的牙缝、牙龈沟等。

 轴式牙线的使用

● 准备：将牙线剪成30～40厘米长，牙线两端分别缠在两只手的中指或食指前端；

● 清理：两只手指稍用力拉紧牙线，并沿着牙齿缝隙拉入，紧贴一侧牙齿前后移动；

● 漱口：处理完一个区域的牙缝后要进行漱口，将残留牙垢等漱干净。

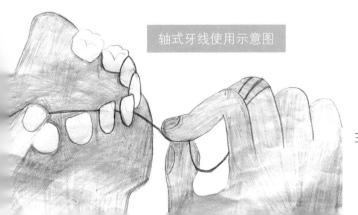

轴式牙线使用示意图

跟着沙画学科普
牙线的使用

王仪之（10岁，四年级）/画

15

🦷 牙线棒的使用

● 放置：手持牙线棒，轻轻放入齿缝间；

● 清理：通过轻轻前后来回移动牙线棒，清除牙缝内的残渣、牙菌斑等物质；

● 漱口：清理完毕后及时漱口，以清除口腔中的残留物质。

牙线棒使用示意图

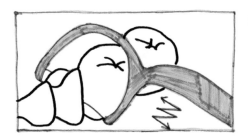

① 拉锯式进入牙缝。

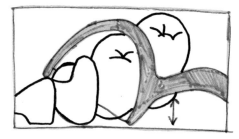

② 紧贴牙齿邻面，轻轻移动清除缝隙内的残渣。

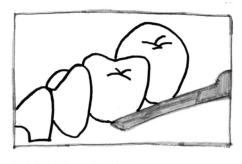

③ 末端牙签设计，使用方便。

曹毛芮（9岁，四年级）/画

 TIPS： 对于新手来说，牙线棒可能会更方便使用。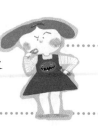

4 要每天使用漱口水吗

 漱口保健

Q13: 使用漱口水要注意些什么?

🦷 清除残渣

先用清水漱口,尽可能去除口腔内的食物残渣。

🦷 充分漱口

将一瓶盖(通常5~10毫升)的漱口水倒入口内,然后闭紧嘴唇,鼓动两腮,含漱1分钟,使漱口水在口腔内的牙齿之间、牙缝之间来回冲刷、清洁,尽可能跟牙齿表面有更多接触。

🦷 吐出漱口水

一般不需要再用清水漱口,保留一定残余漱口水存留在口腔内。

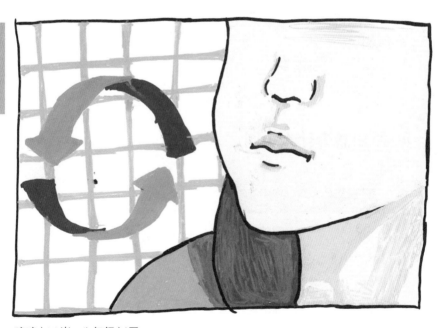

瞳瞳(14岁,八年级)/画

17

Q14: 漱口水的分类有哪些?

漱口水的种类及适应情况

种类	适应情况
处方类漱口水	牙科手术后短期使用,在无法刷牙期间起到抑菌作用(不宜长期使用);无法做到自我口腔清洁的特殊人群
商品化漱口水	通过各种化学成分,达到一定的清爽效果

 TIPS:

口腔清洁三宝

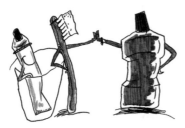

小禾(9岁,三年级)/画

漱口水的使用并不能代替刷牙,只能作为口腔清洁的辅助措施。

相关研究表明,长期使用商品化漱口水,反而易导致口腔内菌群失调,不利于口腔健康。

5 冲牙器为什么也叫"水牙线"

 Q15: 冲牙器的作用是什么?

冲牙器是一种清洁口腔的辅助工具。

冲牙器的主要原理是利用流动的脉冲水去除部分牙菌斑和牙龈线以下的残留食物,从而改善牙龈健康。在一定范围内,脉冲频率越高,清洁效果越佳。

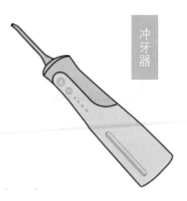

冲牙器

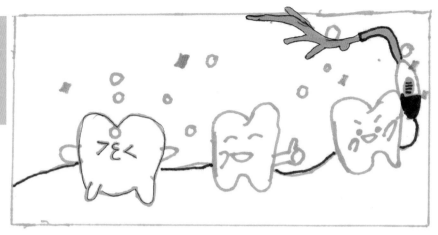

冲牙器清洁牙齿

郭心遥（8岁，二年级）/画

Q16: 怎么使用冲牙器？

将喷嘴尖端沿着牙龈线处放置在两牙间隙，轻轻闭上嘴唇，防止水流喷出口外。

● 准备工作：准备好冲牙器和清水；

● 调整水压：根据个人口腔情况和舒适度，调整水压，初次使用时，可以从低水压开始，逐渐增加水压；

● 倾斜身体：将身体倾斜到水槽或洗手池上，以避免水流溅出口腔；

● 开始冲洗：将冲牙器的喷嘴对准牙齿间隙，确保水流能够直接冲洗到牙齿表面和牙龈边缘，注意控制时间和水量：每颗牙齿的冲洗时间大约为3～5秒钟，总时间不宜超过2分钟；

● 冲洗后漱口：冲洗完毕后，用清水漱口，将口腔中的残余物漱干净；

● 清洁冲牙器：使用完毕后，对冲牙器的喷嘴和水箱进行清洁和消毒，避免细菌滋生。

跟着沙画学科普
冲牙器的使用

19

TIPS：

- 使用次数尽量不要过于频繁；
- 冲牙器只能冲洗掉牙齿表面的食物残渣，对于黏附力较大的菌斑或污渍其清除作用微弱，不能代替刷牙和牙线，但可以和牙线同时使用；
- 使用后将喷头清洗干净放置在干燥的地方；
- 冲牙器喷头需要定期更换。

冲洗牙齿污渍

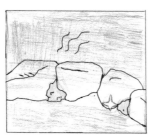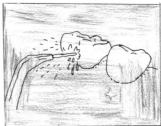

柳俊宇（12岁，六年级）/画

6 电动牙刷有什么优势

Q17：电动牙刷真的比普通牙刷好用吗？

只要刷牙方法正确，电动牙刷和普通牙刷在清洁效果上没有明显差异。但电动牙刷具有一些优势，如更高的振动频率、更容易到达普通牙刷难以刷到的区域、减少刷牙时间等，可以提供更方便、更有效的清洁体验。

电动牙刷

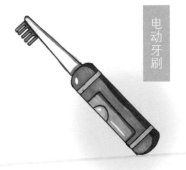

赵凌轩（12岁，六年级）/画

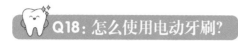

Q18：怎么使用电动牙刷？

● 温水浸泡刷头几秒钟，再将普通牙刷牙膏用量的一半挤在刷头上（电动牙刷振频较高，可变相地节省牙膏）；

● 将牙刷放到嘴里，找好位置再开机，不需要用力，轻轻贴在牙齿表面即可，缓慢地上下移动3~5秒（牙渍较多的话，可以多刷几秒）；

● 换区的时候，只需稍微张大嘴巴，把牙刷转个面就可以了（很多新手说电动牙刷会戳到牙龈，几乎都是因为不想张嘴，换区的时候在嘴巴里搅动导致的）；

● 刷完牙一定记得关机再拿出来，如果感觉没刷干净，可以开机再刷一会儿。

电动牙刷的使用步骤

①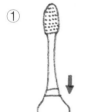

刷头对准机身，
往下一插

②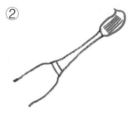

取少量牙膏
于刷头上并沾湿

③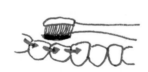

放入口中启动，
慢慢匀速移动

④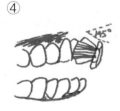

刷毛与牙龈成
45°角刷牙

⑤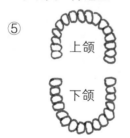

上颌

下颌

开始清洁牙齿，
每个区域都刷到

⑥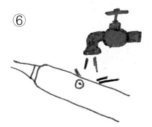

刷牙完毕可用水
直接冲洗刷头与机身

小智（15岁，九年级）/画

刷牙时建议将牙齿分区，上下颌的外侧、上下颌的内侧以及咬合面，每一颗都要刷到。

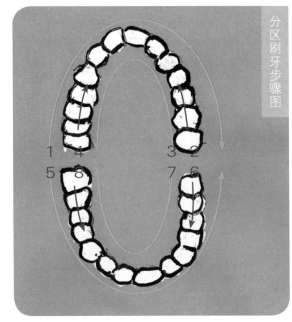

分区刷牙步骤图

同同（13岁，七年级）/画

TIPS：

● 新手建议调整到最温和的模式；

● 刷牙不要用力过度：不需要太多外力，轻轻按压即可；

● 保证2分钟刷牙时间；

● 每3个月定期更换刷头；

● 刷毛的选择：最好选择刷毛软硬适中或偏软的刷头，磨圆率也要高于60%（减少伤牙概率）；

● 振动频率：最好为31000～41000次/分钟（确保清洁能力较强的同时，避免造成损伤）。

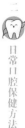

7 健康牙齿需要哪些营养元素

牙齿是对食物开展机械加工的重要器官，其成分中有钙、磷、镁以及其他矿物质，能承受30~45kg的力量。提供健康牙齿所需的营养元素，其重要性不言而喻。

 Q19：牙齿需要的元素也是吃进来的吗？

是的！牙齿服务全身的营养，当然也服务自身啦！

🦷 **氟**

氟是保持牙齿健康的重要元素之一。氟元素可以和钙、磷结合成氟磷灰石，抑制细菌繁殖，防止细菌侵蚀牙齿。

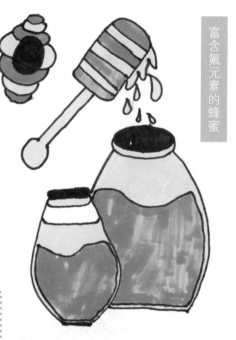

富含氟元素的蜂蜜

薛礼杭（8岁，二年级）/画

 TIPS：

茶、蜂蜜和矿泉水中都富含氟元素。

🦷 **维生素D**

目前已知的维生素D至少有10种，其中最重要的是维生素D_2和维生素D_3。维生素D_3可以促进人体对钙、磷元素的吸收，让钙更快速地在骨骼上沉积，从而强化牙齿。

23

富含维生素D的食物

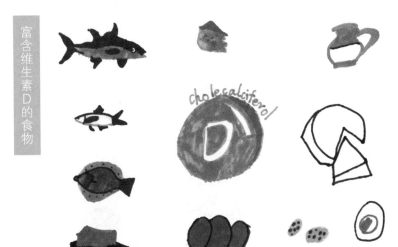

陈念兹（8岁，二年级）/画

TIPS：

富含维生素D_3的食物有**动物肝脏、深海鱼类等**。

维生素C

维生素C可以预防牙齿周围病变，如牙龈发炎、口腔炎等。

富含维生素C的食物

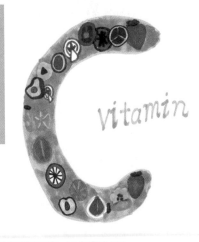

TIPS：

富含维生素C的食物有**芥蓝、西蓝花、猕猴桃、橙子、橘子等**大量深色蔬菜和水果。

惠清妍（8岁，二年级）/画

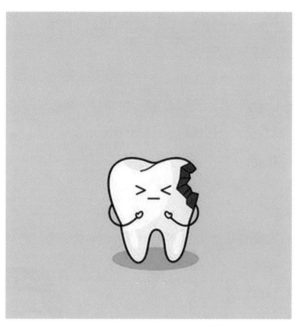

三 不良生活习惯对口腔的影响

The impact of bad lifestyle habits on the oral cavity

1 吸烟：对口腔的危害有哪些

研究发现，烟草烟雾中有7000多种化学成分，其中包含70种左右致癌物质。长期吸烟者的口腔健康状况不佳，没有一支烟是无辜的。

Q20：吸烟会让牙黄、口臭，还致病？

当然！吸烟会带来如下危害：

🦷 牙周病

使牙表面出现烟渍、牙结石，口腔卫生较差，降低牙周组织的抗感染力，从而导致牙齿松动、牙龈肿痛。

跟着沙画学科普
不良生活习惯对
口腔的影响

🦷 口腔黏膜白斑

烟雾刺激产生的癌前病变。

🦷 口腔异味

烟气中含有大量的挥发性硫化物，大量吸烟会引起唾液分泌减少，从而引起口臭。

🦷 微笑颜值降低

牙齿变得又黑又黄，影响美观。

🦷 ……

经常吸烟的口腔

程威（15岁，八年级）/画

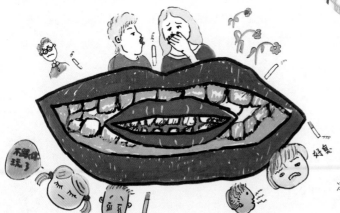

冯臻臻（13岁，八年级）/画

2 酗酒：摄入酒精的代价有多大

饮酒是很多人商务、休闲和享受生活的一种方式，但过度饮酒和长期酗酒可能会让口腔健康付出极大的代价。

 Q21: 酗酒对口腔有哪些危害？

 口干舌燥

酒精有脱水作用，让口腔变得干燥，易引起口腔炎症。

 牙齿变黄

酒精会破坏牙釉质，使牙齿变黄。

 牙周炎

长期饮酒会导致免疫力下降，容易引起口腔细菌感染，进而引起牙周炎。

 口臭

酒精会在口腔中残留，导致异味。

 口腔癌

酒精是一种致癌物，长期大量饮酒会增加口腔癌的患病风险。

 ……

酗酒引起的口腔炎症

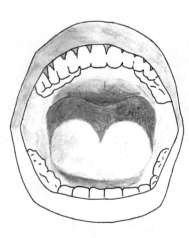

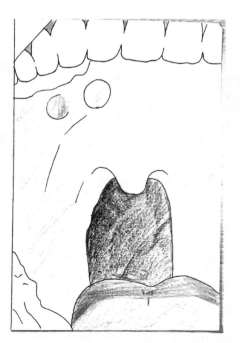

王陈晨（7岁，一年级）/画

3 过量饮用碳酸饮料："肥宅快乐水"真的快乐吗

碳酸饮料又被称为"肥宅快乐水"，因其糖分过高，喝了容易导致肥胖甚至糖尿病。

 Q22：碳酸饮料对口腔有哪些危害？

牙釉质表面腐蚀

碳酸饮料中含有磷酸和二氧化碳溶解后形成的碳酸，对牙釉质有一定腐蚀作用。

龋齿

碳酸饮料中的糖分在口腔环境里形成的酸性物质，为细菌生长提供良好的生存条件，进而产生蛀牙。

牙齿脱矿

某些酸性饮料的低pH易致釉质酸蚀脱矿，使得牙齿变灰白、强度变差。

过量饮用碳酸饮料造成的龋齿

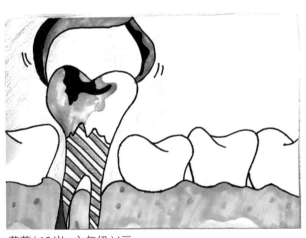

萱萱（12岁，六年级）/画

 TIPS：

日常生活中要健康饮食，不要过度饮用碳酸饮料。大家可以多喝白开水，促进身体新陈代谢，保持身体动态平衡。

4 剔牙："背刺"牙齿有什么后果

饭后取一支牙签剔牙，简单、轻便、闲适，但这个看似有效剔除食物残渣的小习惯，正在损害你的牙齿。

 Q23：经常用牙签剔牙会对牙齿造成哪些危害？

🦷 损害牙周组织

长此以往，会导致牙周组织出现损伤、牙缝越来越大、吃东西时易塞牙等恶性循环，最终出现牙根受损、牙齿松动甚至脱落等现象。

🦷 损害牙龈

牙签剔牙容易损伤牙床组织，进而引发感染，出现发红和肿痛症状，严重的还可能导致牙床出现溃烂、出血等现象。

🦷 损害牙体组织

长期剔牙会对牙体组织造成伤害，导致牙齿保护层受到损害，容易出现牙齿敏感。

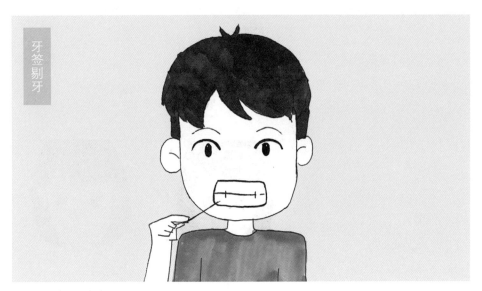

牙签剔牙

Judy（8岁，二年级）/画

5　偏侧咀嚼：为什么会变成"大小脸"

从我们的脸正中间自上而下画一条直线，我们会很自然地发现左右两边脸是大致对称的（尽管并非绝对对称）。如果不是，那形成我们"大小脸"的原因，可能就隐藏在我们的嘴巴里。

Q24："大小脸"是源于长期一侧咀嚼食物？

是的。长期一侧也叫偏侧咀嚼。如果固定用的一侧经常得到锻炼，会促进颌骨及肌肉发育，该侧面部组织丰满，另一侧则萎缩变小，造成发育不对称，一边脸大，一边脸小。

不仅如此，偏侧咀嚼还会造成以下危害：

🦷 错颌畸形、咬合关系紊乱

下前牙的正中线向一侧错位，导致后边的牙齿形成刃对刃、尖对尖的咬合，甚至反咬合（下牙包上牙）。

🦷 易发龋齿和牙龈炎

不用的那一侧牙齿由于长期缺乏食物摩擦，在牙齿间堆积大量的牙垢和牙石，易发生龋齿并引发牙龈炎、牙周炎。

🦷 牙齿磨耗严重

咀嚼侧牙由于长期过度负重导致磨损严重，容易出现酸痛等症状，更严重者会发生牙髓炎症引起剧烈疼痛。

🦷 颞颌关节病

咀嚼侧关节的运动量过大，负担加重，使两侧颞下颌关节活动不协调，出现张、闭嘴时关节弹响、疼痛、张口受限等症状。

脸型对比

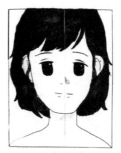

正常的脸

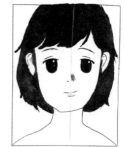

大小脸

Bella（15岁，九年级）/画

6 刷牙方法不当：牙刷也是牙"锯"

刷牙也能把牙刷坏？当然。不当的刷牙方式会对牙齿造成极大的伤害。

Q25：不当的刷牙方式，会付出哪些"任性"的代价？

刷牙方式有多种，其中常见的"任性"的刷牙方式和危害如下：

☺ 横刷法

横着左右拉动牙刷，就像拉锯子一样，久而久之牙齿靠近牙龈位置会出现横沟，不但会导致牙齿敏感，甚至有可能刷断牙齿。

牙齿缺损

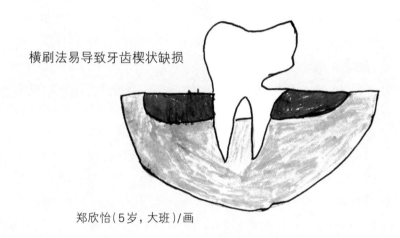

横刷法易导致牙齿楔状缺损

郑欣怡（5岁，大班）/画

牙刷头与牙齿表面的角度

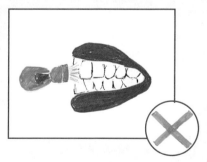

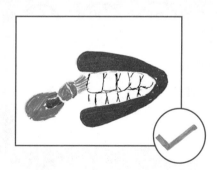

徐弋斐（8岁，二年级）/画

刷牙太用力

硬毛牙刷＋刷牙力量太大，不仅难以清洁牙齿间隙的软垢甚至还会划伤牙龈，导致牙龈出血、牙龈损伤或牙龈萎缩。

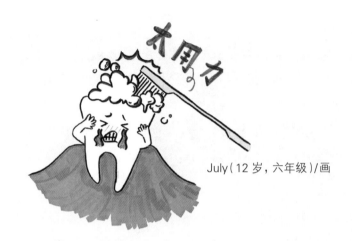

July（12岁，六年级）/画

冷水刷牙

可导致牙本质敏感的人牙齿酸痛，引起牙齿敏感。刷牙时用接近体温的温水效果更好。

刷牙时间过短

刷牙几十秒，起不到清洁效果，仍然会引起蛀牙；刷牙时间最好控制在3~5分钟。

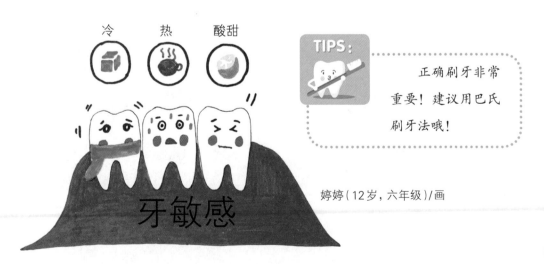

TIPS：

正确刷牙非常重要！建议用巴氏刷牙法哦！

婷婷（12岁，六年级）/画

咬硬物：大闸蟹惹了多少祸

啃大闸蟹、咬啤酒瓶盖、咬山核桃、咬甘蔗、咬金子……对牙齿都是考验，一定要谨慎！

咬硬物致牙齿受损

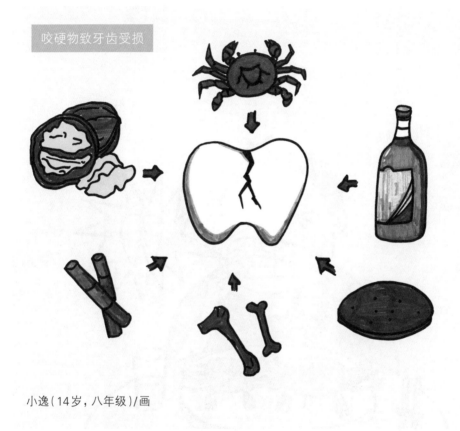

小逸（14岁，八年级）/画

 Q26：咬硬物会造成哪些危害？

🦷 磨损牙齿

用牙齿开瓶塞、咬缝线等都会磨损牙齿。

🦷 降低咀嚼功能

易造成垂直距离下降，面下三分之一变短，咀嚼效能降低。

🦷 牙齿折裂

出现类似金属疲劳的现象，从牙齿薄弱部位裂开，导致牙齿折裂，严重者则需拔除。

🦷 急性牙周膜损伤

相当于牙外伤。

🦷 关节弹响等

增加颞下颌关节负荷，造成关节磨损和关节区韧带损伤，增加关节病发生率，久而久之可能出现关节区弹响、疼痛等症状。

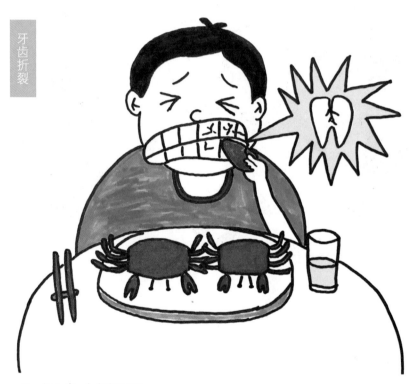

牙齿折裂

Gxx（15岁，九年级）/画

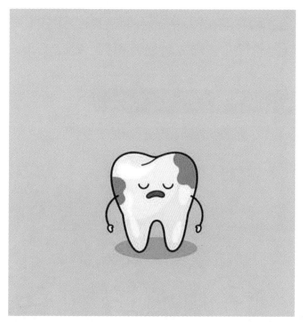

四 常见口腔疾病简介
Introduction to common oral diseases

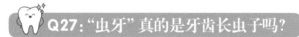

1　龋齿："牙虫"吃什么长大

Q27："虫牙"真的是牙齿长虫子吗?

"虫牙"又称蛀牙、龋齿,其意并不是牙里面长了虫子,而是一种以细菌为主要病原体,在多因素作用下发生在牙齿硬组织的慢性的、进行性的破坏性疾病。牙釉质是人体最硬的组织,却容易因多种因素而遭受破坏。

Q28:引发蛀牙的因素有哪些?

主要有四联因素:细菌、食物、宿主(牙齿)、时间。

引发蛀牙的因素

牙齿

时间

细菌

龋齿

食物

小暖(10岁,四年级)/画

举个例子,某位朋友喜欢进食含蔗糖的糖块、蛋糕、饼干、面包,或者爱喝可乐等碳酸饮料,同时他(她)的牙齿上有很多窝沟点隙、排列不整齐等卫生死角,并且没有保持良好的口腔清洁习惯,那么这位朋友就非常容易出现龋齿。

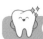 **Q29：龋齿是如何分类的？**

龋齿按病变深度，可分为浅龋（小洞）、中龋和深龋（大洞）：

🦷 浅龋

一般情况下在牙的表面上只能看到线性的黑色龋坏。

🦷 中龋

往往自己就可以看到一个黑色的洞，症状比较轻微。

🦷 深龋

距牙髓非常近，会有遇冷热甜敏感等症状，食物残渣进入龋洞，也会有明显的食物嵌塞。

龋齿分类

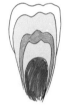 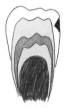 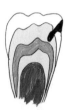 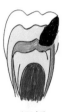

健康牙齿　　浅龋　　中龋　　深龋

跟着沙画学科普
龋齿的分类

徐诣程（6岁，大班）/画

🦷 隐匿龋齿

发生在牙齿相邻的位置，邻面龋一坏就坏两颗，特别需要提防。

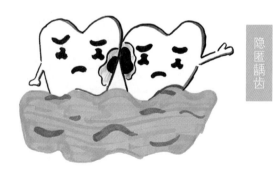

隐匿龋齿

吴舒盈（4岁，中班）/画

 TIPS：

发现自己可能有龋齿，应马上去医院就诊，否则"小洞"变"大洞"，会破坏更多的牙体组织，并影响到牙髓。

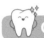

2 牙龈炎 / 牙周炎："万病之源"是真的吗

Q30：牙龈炎和牙周炎有什么关系？

由浅入深的关系。

牙龈炎，指仅局限于牙龈组织的炎症。若炎症继续发展，会导致牙周袋形成及牙槽骨吸收，进而导致牙龈退缩、牙齿松动、咬合无力甚至牙齿脱落，这就是牙周炎。

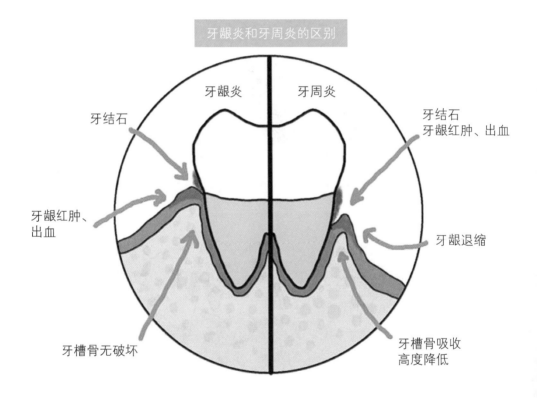

牙龈炎和牙周炎的区别

牙龈炎　　　　牙周炎

牙结石

牙结石
牙龈红肿、出血

牙龈红肿、
出血

牙龈退缩

牙槽骨无破坏

牙槽骨吸收
高度降低

Win win（4岁，中班）/画

Q31: 牙龈不痛，代表没病?

当然不是。

牙周组织是指包绕在牙齿周围的组织，包括牙龈、牙槽骨、牙周膜等。

牙龈炎、牙周炎由于早期症状不明显易被忽略。

没有疼痛并不意味着牙周一定是健康的。当牙菌斑、牙结石堆积，牙周组织发生炎症时，会出现牙龈红肿、刷牙出血、口臭等症状。

牙周疾病的表现

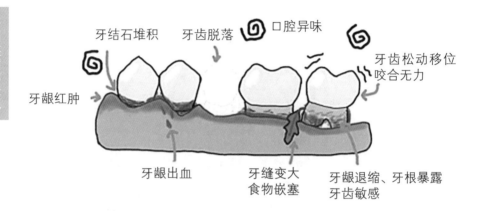

牙结石堆积　　牙齿脱落　　口腔异味

牙龈红肿　　　　　　　　　　　　　牙齿松动移位咬合无力

牙龈出血　　牙缝变大食物嵌塞　　牙龈退缩、牙根暴露牙齿敏感

牙周疾病的预防

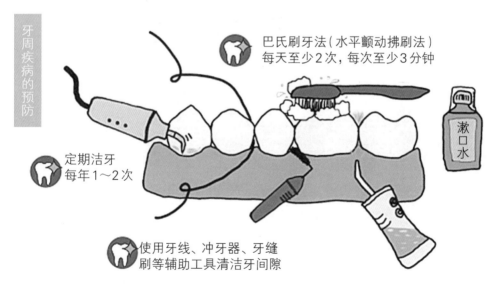

巴氏刷牙法（水平颤动拂刷法）每天至少2次，每次至少3分钟

漱口水

定期洁牙每年1～2次

使用牙线、冲牙器、牙缝刷等辅助工具清洁牙间隙

3 牙髓炎：那些年痛彻难眠的真相

Q32：牙髓炎和龋齿有什么关系？

牙髓炎大多数来源于龋齿，是慢性的、由浅入深的。牙髓/牙神经位于牙齿的中央，当龋洞接近或到达牙髓的位置，细菌也同步到达，从而引发牙髓炎症。

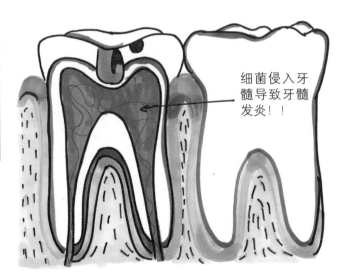

细菌侵入牙髓导致牙髓发炎！！

陈逸轩（14岁，八年级）/画

Q33：牙痛是病吗？

牙痛是病，而且痛起来很要命。

要命的牙痛，十有八九是牙髓炎。牙髓的一个重要组成部分是牙神经，牙髓炎常常以牙神经的疼痛来表现——

🦷 隐痛或钝痛

慢性炎症时疼痛不明显，此类疼痛常常被患者忽略。

🦷 尖锐痛

炎症急性发作时一般表现为尖锐的疼痛，比如冷热刺激痛、自发痛、阵发性疼痛、夜间痛，还可能放射至半边的面部及耳后区疼痛，让人彻夜难眠。

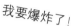

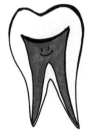 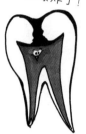

我要爆炸了！！

牙齿的疼痛特点与牙神经的解剖特点密切相关。

牙神经位于四周都是硬组织的狭小空间里，当炎症发作时，髓腔的压力升高，却没有减压的出口，这种压力作用于牙神经，触发剧烈疼痛。此时口服止痛药的效果往往不明显，但它提示患者：该看牙医啦！

陈懿萱（14岁，八年级）/画

4　根尖周炎：小小的孔迎来了大大的痛

 Q34：牙髓炎是怎么引发根尖周炎的？

牙根底部有一个直径在0.25～0.3毫米的小孔，叫作根尖孔，牙髓就是从这个小孔进入牙髓腔的。当牙髓炎症没有得到有效控制，细菌也会从这个小孔出去，引起根尖周围炎症和根尖周围牙槽骨的吸收。

Q35：根尖周炎会引起发热？

有可能。但也要看根尖周炎的炎症情况。

🦷 炎症呈慢性表现时

牙齿常有隐痛、轻微的咬合痛，患者并不十分痛苦。

🦷 炎症急性发作时

意味着感染位置更深（到达了牙槽骨），牙齿会伴有浮起感、跳痛，牙根部有压痛，有时伴面部肿胀，甚至伴有全身症状，如乏力、体温升高等。

🦷 当炎症突破牙槽骨到达牙龈时

常形成局部脓肿，这就需要医生做个小切口，引流出里面的脓液。

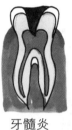

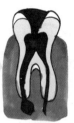

龋齿的恶化与治疗

侵犯
牙神经

侵犯
牙根周
围组织

龋齿　　　　　　　牙髓炎　　　　　　　　　　根尖周炎

补牙　　　　　　　　根管治疗

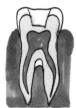

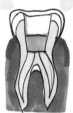

陈懿萱（14岁，八年级）/画

> 根尖周炎病史更长、炎症位置更深，急性发作时患者就更痛苦，治疗难度也很大。
>
> 所以龋齿一定要早发现、早治疗，不要让细菌到达更深层面。

5 残根残冠：保留还是拔除

 Q36：掉了一半的牙，不治疗会有"祸害"？

是的。未经治疗的残冠、残根会造成以下不良影响：

● 残冠、残根中的大量细菌往往已侵入根管到达根尖部，当人体抵抗力下降时，会发生急性感染，出现发热、面部明显肿痛的情况；也可能引发慢性感染，导致生成囊肿、牙槽骨吸收、邻牙感染。

● 残冠、残根的尖锐边缘不断划伤口腔黏膜会形成创伤性溃疡，长期不愈会诱发恶变甚至造成口腔癌。

 Q37：残根残冠的命运二选一——拔还是留？

当一颗牙缺损非常大，只剩下了残冠、残根，有人认为它既不能发挥咀嚼功能，还时不时肿痛，索性拔除；有人认为自己的残冠、残根从来没有痛过，吃东西也无大碍，加之害怕拔牙，不如留着，那究竟应该怎么做呢？

🦷 还能利用，则保留

如果经过彻底治疗，还能利用其制作桩核冠或覆盖义齿，则可以保留，同时避免拔牙痛苦。

🦷 没有利用价值，尽早拔

建议评估全身健康状况后，尽早拔除患牙，避免造成不良影响。

 残根残冠

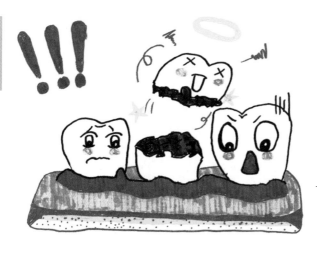

一茗（8岁，二年级）/画

6 牙齿敏感：牙齿也闹小情绪

 Q38：牙齿敏感是因为受了刺激？

理论上的确如此。

牙齿敏感是指牙齿在受到温度（冷、热）、化学（酸、甜）、机械（摩擦或咬硬物）等外界刺激时，出现的短暂、尖锐的疼痛或不适现象。

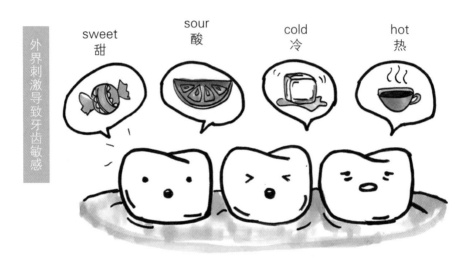

外界刺激导致牙齿敏感

陈懿萱（14岁，八年级）/画

牙表面釉质受损后，内部牙本质会把外界刺激传递给牙髓内的神经，产生酸痛等不适。病因如下：

🦷 牙体疾病

包括龋病、缺损、隐裂、磨耗、酸蚀等。

🦷 牙周疾病

牙龈萎缩，牙根暴露。

Q39: 怎么防治牙齿敏感?

🦷 正确刷牙

采用巴氏刷牙法,使用软毛牙刷、含氟/脱敏牙膏,避免横刷。

🦷 饮食习惯

少吃甜食、酸食、碳酸饮料,饭后漱口。

🦷 口腔习惯

双侧咀嚼,勿咬硬物,磨牙用颌垫保护。

🦷 及时就医

定期检查口腔和洁牙,及时发现病因并治疗。

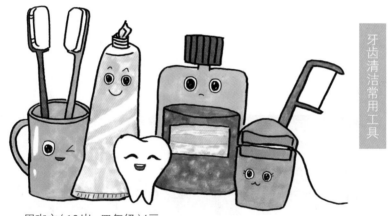

牙齿清洁常用工具

周珈亦(10岁,四年级)/画

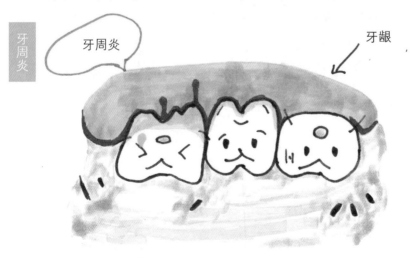

牙周炎

牙周炎

牙龈

潘铭墨(12岁,六年级)/画

45

7 牙隐裂：咬棉花也会痛

你是否有过这样的经历——牙齿看似无恙却疼痛到无法咬合？牙隐裂正成为牙齿的"隐形杀手"。

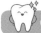 **Q40：牙隐裂对口腔的不良影响有哪些？**

定点咬合痛

主要表现为用牙齿咬合棉棒或者棉花时，引发剧烈疼痛的症状，严重影响日常生活质量。

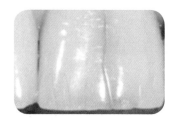

牙隐裂

咬合不适

牙隐裂会引发咬合隐隐疼痛症状，导致无法正常咀嚼食物，影响日常正常进食。

牙齿断裂

当牙隐裂程度比较严重、裂纹较深时，细菌侵袭牙髓易诱发细菌感染，若吃硬物可导致牙齿断裂，且伴有明显刺痛感。

牙隐裂

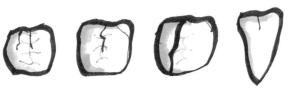

陈奕涵（6岁，大班）/画

8 牙折断：一颗牙断了，对位牙怎么变长了

牙齿之间也存在着相互影响和平衡。如果缺少一颗或多颗牙齿，就会打破这种平衡，出现一系列问题。

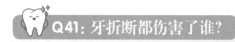 **Q41：牙折断都伤害了谁？**

伤害了它的对位牙、口腔，并影响你的笑容美观乃至健康。其影响如下：

🦷 影响口腔功能

牙齿断裂会影响咀嚼功能，若门牙折断还会影响发音。

🦷 影响咬合

牙齿断裂若不及时修复，对位牙齿失去咬合，会越长越长。

🦷 影响美观

牙齿断裂缺损造成"豁口"或"黑洞"，说话会有"漏风"感。

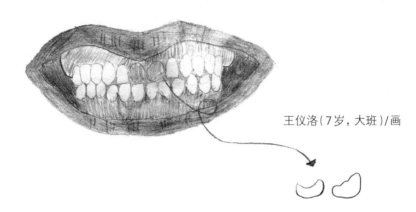

王仪洛（7岁，大班）/画

🦷 影响口腔健康

　　牙齿断裂若伤及牙髓腔，易导致牙髓发炎，出现疼痛，严重的会导致牙齿松动。残根残冠及周围牙齿不容易清洁干净，易引起各种并发症。

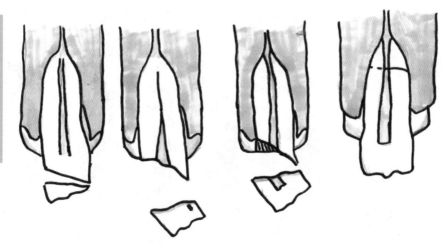

吴俊熙（10岁，四年级）/画

47

9 牙列拥挤：牙齿里也藏了进化论的秘密

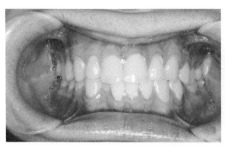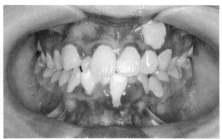

牙齿拥挤形态

Q42：牙齿生长和发育，也需要争取自己的生存空间？

是的。这一点毫无疑问。

牙列拥挤是最为常见的错颌畸形，60％～70％的错颌畸形患者中可见到牙列拥挤的存在。主要原因如下：

🦷 直接原因

牙量、骨量不调，牙量（牙齿宽度总和）≥骨量（牙槽弓总长度）。

🦷 深层原因

● 进化因素：人类进化过程中因环境与食物结构的变化，咀嚼器官表现出逐步退化减弱的趋势，以肌肉最快、骨骼次之、牙齿最慢，构成了人类牙列拥挤的种族演化背景；

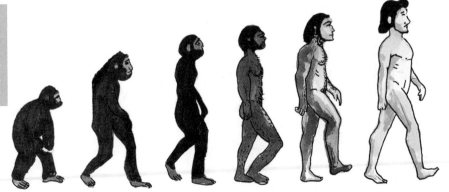

人类进化过程

小暖（10岁，四年级）/画

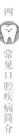

● 遗传因素：牙齿的大小、数目、形态及颌骨的大小、位置、形态均在一定程度上受遗传的影响；

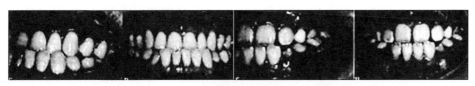

遗传错颌畸形表现

● 环境因素：乳恒牙的替换障碍，如乳牙早失、乳牙滞留，以及一些口腔不良习惯如咬下唇可造成下前牙舌倾，合并拥挤，长期食用精细柔软的食物也会使咀嚼功能退化，导致牙槽、颌骨发育不足，造成牙量、骨量不调。

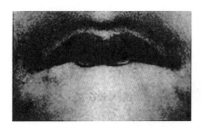

咬下唇不良习惯

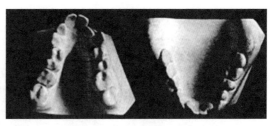

牙列拥挤

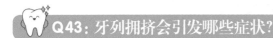

Q43：牙列拥挤会引发哪些症状？

可以导致牙齿排列不整齐、咀嚼困难、口腔卫生清洁困难、牙龈出血或肿胀、颞下颌关节问题、颜面外形受影响等。

10 牙齿缺失：缺牙后怎么办

Q44：牙齿缺失会造成邻牙倾斜，面颊凹陷吗？

假以时日（比如三五年甚至更长时间），一定会的。

牙齿可因蛀牙、牙周炎、外伤等原因而掉落或被拔除，引起牙齿缺失，甚至是全口牙缺失。

牙齿缺失会降低咀嚼效率，影响消化功能，影响发音清晰，并在严重时造成面部凹陷，引起容貌改变。所以缺牙后理应及时修复。

 Q45：修复牙齿的主要方式有哪些?

主要方式有以下三种：

🦷 可摘义齿

义齿就是常说的活动牙，通过卡环固定在口内剩余牙齿上，吃完东西后需要摘下来冲洗后再戴上。

跟着沙画学科普
修复牙齿的主要方式

可摘义齿

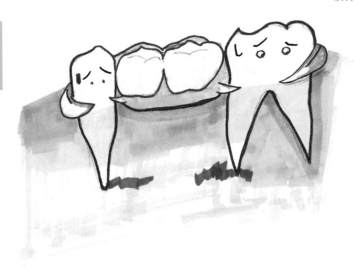

陈俞浩（11岁，五年级）/画

🦷 固定桥

固定桥是将缺牙间隙两端的邻牙磨小作为基桩，在基桩上制作固位体，并与修复缺失牙的人工牙连成整体，通过黏固剂将这一整体黏固于邻牙基桩上，不能自行取下。

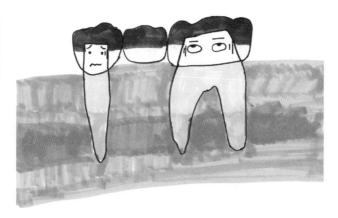

固定桥

卢梦洁（11岁，五年级）/画

种植牙

种植牙是在缺牙区的牙槽骨内植入人工牙根，在人工牙根上安装人工牙冠，不能自行取下。

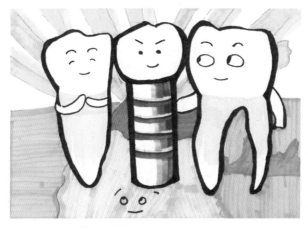

种植牙

陈卢雨榮（10岁，四年级）/画

TIPS：

种植牙是目前最为流行的修复牙齿缺失的方法之一，既保护了邻牙又无须摘戴，并且美观、舒适，咀嚼功能恢复如初。当然无论使用何种修复方式，都需要利用牙刷、牙线、冲牙器等进行牙齿清洁，维护口腔卫生。

11 复发性口腔溃疡：多久能自愈

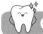 **Q46**：你为什么频频生"口疮"?

可能是你近期太累了。

复发性口腔溃疡（复发性阿弗他溃疡）俗称"口疮"，与多种因素有关，如心理因素（疲劳、焦虑、紧张）、免疫功能紊乱、内分泌因素、遗传因素、环境因素等。

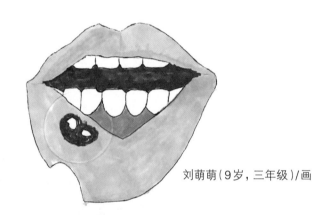

口腔溃疡

刘萌萌（9岁，三年级）/画

発 发病特点

● 经常周期性反复发作，一般7~15天可自愈（间歇期0天至数月）；

● 不具有传染性，可发生在唇、颊、舌等口腔黏膜较柔软的部位；

● 愈合后不留瘢痕，不具有癌变风险，不必过度焦虑、紧张。

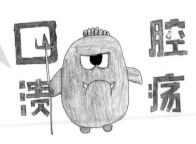

我这磨人的小妖精又来了！这次待几天呢？

欣悦（8岁，三年级）/画

Q47: 怎么预防生"口疮"?

● 养成良好的口腔卫生习惯,保证充足的睡眠,避免过度疲劳;

● 饮食清淡,营养均衡,多吃蔬菜、水果,少食辛辣等刺激性食物;

● 保持乐观开朗的精神状态,坚持体育锻炼,保持心情愉快,以减少溃疡发生的概率。

 TIPS:

目前通过规律有效的治疗,复发性口腔溃疡有望得到良好的控制,可以使溃疡愈合加快、疼痛症状减轻、频率降低、发作次数减少等。如口腔有长期不愈合的溃疡,请及时到医院检查就诊。

12 智齿和智齿冠周炎:发炎疼痛难忍怎么办

跟着沙画学科普
智齿和智齿冠周炎

 Q48: 智齿是指"聪明的牙齿"吗?

科学解释是指牙槽骨内的第三磨牙,由于萌出时间很晚(一般在18～25岁),此时的生理、心理发育接近成熟,有"智慧到来"的象征,故称"智齿"。

长歪的智齿

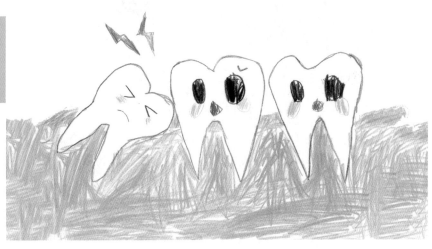

吕淑雅(7岁,一年级)/画

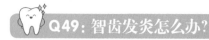

Q49: 智齿发炎怎么办?

需要进行抗炎治疗, 必要时及时拔除。

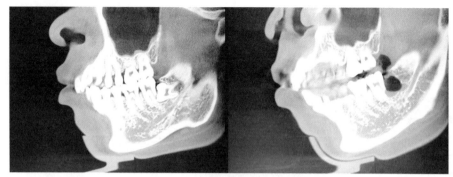

智齿冠周炎

智齿发炎又称智齿冠周炎。智齿冠周炎是由于智齿牙冠周围的软组织发炎引起的疾病, 引起冠周炎症的主要原因包括智齿萌出困难、机械损伤等。由于多种因素造成萌出不全, 智齿的牙冠位置低于咬合面, 牙龈可覆盖软组织形成盲袋, 容易积存食物残渣, 当人体抵抗力下降时细菌大量繁殖, 可导致软组织炎症。

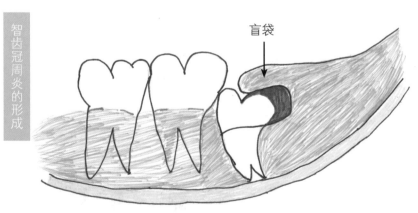

陈柯翰(12岁, 六年级)/画

当发生智齿冠周炎时, 需要增强自身抵抗力, 同时冲洗牙冠周围, 之后涂布药物, 促进炎症部位愈合。当炎症得到控制后, 可及时拔除阻生智齿, 避免炎症复发。

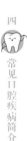

13 多生牙：牙列中的"不速之客"

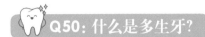

Q50：什么是多生牙？

乳牙有20颗，恒牙有28～32颗，在这个牙列之外多出来的牙齿都叫多生牙。

多生牙发生概率约为1%～3%，其位置及形态变化非常大，一般呈圆锥形，好发于上颌前牙区。

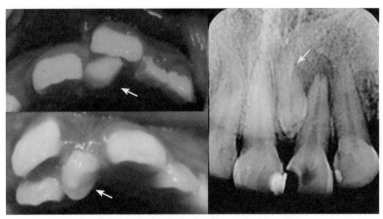

多生牙形态

Q51：多生牙要拔掉吗？

看情况。一般认为，只有当多生牙影响到恒牙正常萌出，导致出现牙列不齐、恒牙发育异常、恒牙牙根吸收或囊肿形成等情况时才进行拔除。对于不干扰正畸中牙移动或没有明显症状的多生牙，可以考虑暂不拔除。

TIPS：

绝大多数多生牙都是通过影像学检查发现的。再次建议！一定要定期检查口腔，早发现，早治疗，充分的临床检查和影像学检查非常有必要。

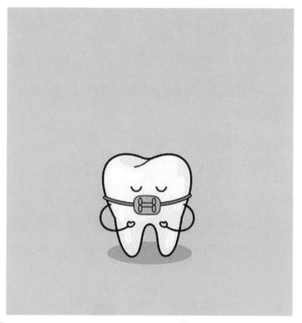

五 0～100岁⁺口腔保健与疾病预防

Oral health and disease prevention for people aged 0 to over 100 years old

从婴儿至百岁，护牙贯穿了我们的一生。那么，在不同的人生阶段，怎么爱护我们的牙齿？

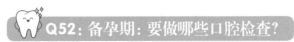
Q52：备孕期：要做哪些口腔检查？

由于孕期生理变化会导致一些特殊口腔问题出现，为了准妈妈和胎儿的健康，怀孕前要提早做好准备。最好能每隔3个月进行一次口腔检查，并做好以下项目的预防和治疗：

● 全口洗牙；

● 拔除有影响的阻生智齿（智齿容易积留食物残渣，易引发细菌滋生、繁殖，进而导致急、慢性炎症）；

● 拔除有炎症或无法保留的残冠残根；

● 拆除不良的假牙修复体，以免牙龈局部受到刺激；

● 填补龋洞（孕前蛀牙如果没有得到及时治疗，一旦症状严重，会给孕妇带来额外的难以忍受之痛）；

● 系统性牙周治疗（孕前如果有牙龈炎或牙周炎，孕期会导致炎症加重）。

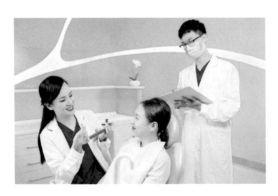

Q53：孕期：有哪些"切记"和"切忌"？

● 切记合理饮食、注意营养，切忌接触毒品、酗酒、抽烟；

● 切记培养良好的口腔卫生和生活习惯，切忌连续熬夜；

● 切记学习婴儿口腔卫生保健知识，切忌使用四环素类药物。

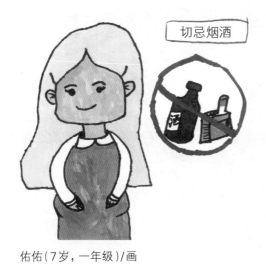

切忌烟酒

佑佑（7岁，一年级）/画

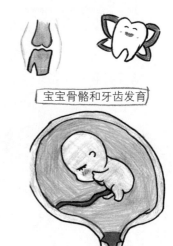

宝宝骨骼和牙齿发育

虎虎（10岁，五年级）/画

Q54：婴儿期（0～1岁）：6个月时开始第一次口腔检查，早不早？

不早。2022年11月国家卫生健康委办公厅关于印发《3岁以下婴幼儿健康养育照护指南（试行）》的通知中指出："第一颗乳牙萌出到12月龄之间，进行第一次口腔检查和患龋风险评估，之后每3～6个月定期检查……"

在婴儿期，应为孩子准备如下一些基本的口腔保健措施：

● 喝完奶后喝一口清水（母乳不用）；

● 睡前用干净纱布或指套式牙刷擦拭婴儿口腔，但不必使用牙膏（牙膏泡沫会引起孩子反感）；

● 建议牙齿萌出前进行第一次口腔检查。

辅食的正确喂法

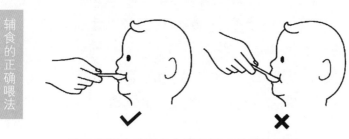

用来喂辅食的婴儿勺要从下方往嘴边移动

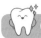**Q55: 幼儿学步期（1～3岁）：18个月时可以开始涂氟了？**

是的。

从宝宝第一颗乳牙萌出到3岁左右乳牙完全萌出，最重要的是培养孩子良好的口腔卫生习惯，尽量确保宝宝没有蛀牙。

● 宝宝开始接受非母乳或辅食喂养后要注意清洁口腔，最大程度上避免蛀牙风险；

● 预防是重中之重！3岁以下儿童很难配合牙科治疗，一旦需要进行补牙或者乳牙的牙髓治疗，难度极大。一般建议18个月以上的孩子就可以开始涂氟了。

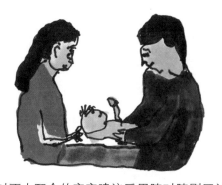

对不太配合的宝宝建议采用膝对膝刷牙法

徐梓皓（10岁，四年级）/画

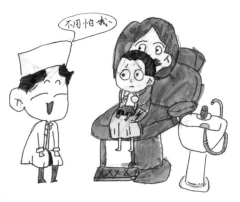

吴天行（9岁，三年级）/画

Q56: 学前期（3～6岁）：哪些小习惯要格外关注？

● 去医院检查乳牙发育情况：依照牙医建议进行相应的洁牙、涂氟与窝沟封闭等预防治疗；

● 帮助孩子使用含氟牙膏刷牙，逐渐教会孩子自己刷牙；

● 培养孩子良好的口腔卫生习惯，注意甜食摄入（糖果、巧克力、黏性的饼干、蛋糕、冰淇淋等）后及时漱口或刷牙；

● 注意观察孩子是否有张口呼吸、吃手指、咬嘴唇等不良习惯，这一阶段也是孩子做早期矫正与干预的适宜年龄。

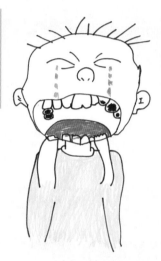
儿童蛀牙哭泣
陈一一（8岁，二年级）/画

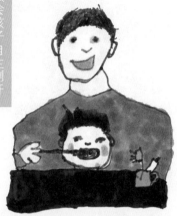
教会孩子自主刷牙
朱敬宇（8岁，二年级）/画

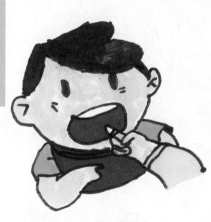
咬手指不良习惯
王佐（9岁，三年级）/画

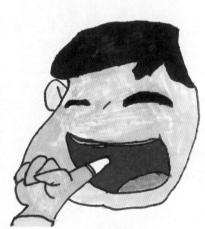

Q57：儿童期（6～12岁）：乳恒牙替换期，家长要关注孩子口腔里的哪些事儿？

从孩子6岁左右乳牙开始脱落，到12岁左右乳牙全部替换为恒牙，家长要——

● 密切关注乳恒牙替换的情况，尽可能地让每一颗恒牙萌出到正常位置，对于牙齿替换过程中出现的排列和咬合问题，及时干预；

● 加强对新萌出恒牙的预防保健，及时对已完全萌出的磨牙及前磨牙进行窝沟封闭，降低蛀牙发生率；

● 通过拍片来检查牙列情况，检查牙齿是否排列整齐，有无隐匿龋齿，必要时根据牙片做评估，进行早期干预；

● 注意观察孩子是否张口呼吸，在医生的指导下进行"口腔体操"。

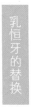

乳恒牙的替换

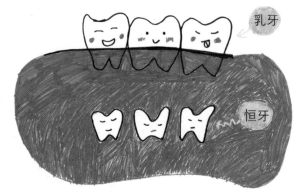

乳牙

恒牙

李壹壹（7岁，一年级）/画

TIPS：

将口呼吸改为鼻呼吸的"口腔体操"：

啊

咿

呜

呗

嘴型尽可能夸张，小声即可；动作要慢，每个动作坚持4秒，目标一天30次；利用碎片时间陪孩子一起练习。

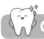 **Q58：青春期（12～18岁）：牙齿矫治的"黄金时期"？**

孩子的牙齿矫治有三个"黄金时期"，分别是乳牙期、替牙期和恒牙早期。青春期对应了牙齿矫治的最后一个"黄金时期"。

这个阶段青少年体格加速生长，第二性征开始出现直至性发育成熟，随后体格发育停止，身体发育接近成年人。颜面骨骼在此期间出现第二次快速发育，除第三恒磨牙外所有恒牙都已完全萌出，形成早期恒牙列。

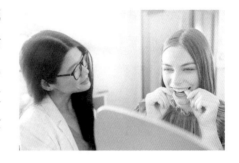

● 此阶段为全口牙齿矫治的最佳时期，对牙列不齐（如歪牙、双重牙、獠牙等）、上下颌骨发育异常如反颌（地包天）、小下颌畸形（鸟啄嘴、小下巴颜）、双颌前突（突嘴）等应给予更多关注，建议更早期间进行正畸治疗；

● 患龋和牙龈炎症的风险因不良的饮食习惯和青春期激素改变而增加；

● 继续帮助和指导孩子增长关于菌斑和预防口腔疾病的知识，养成良好的口腔卫生习惯。

TIPS：

牙外伤的应对措施

儿童期和青春期都是牙外伤高发时期！

如果牙外伤导致牙齿脱落，请将牙齿冲洗干净，快速把断牙泡在牛奶或生理盐水中，亦可含在舌下（注意不可用干燥纸巾包裹），以最快的速度去医院就诊。牙齿完全脱出是一种严重外伤，如果半小时之内能够进行牙齿复位再植，90%可避免牙根吸收。

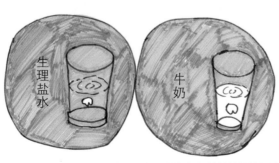

梦伟（7岁，一年级）/画

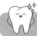 **Q59：成年早期(18～25岁)：定期检查真的有必要吗？**

非常有必要。

这一阶段的口腔护理重点是预防蛀牙，以及关注牙周健康。

建议半年至一年做一次全面的口腔检查，每半年至一年洗牙一次，有坏牙及时治疗。

口腔检查

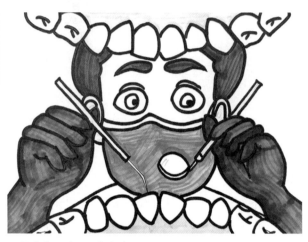

吴晨宇(11岁，五年级)/画

 TIPS：

牙周组织就像是牙齿的土壤，如果土壤出现了问题，牙齿就会变得根基不稳，且这个过程持续多年，因此年轻人也不能忽视定期检查和维护牙周健康。

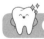 **Q60：成年中期(25～65岁)：牙龈萎缩的开始？**

是的。

这个时期须坚持良好的口腔健康保健习惯，例如：

● 每年定期检查口腔；

● 坚持定期洗牙；

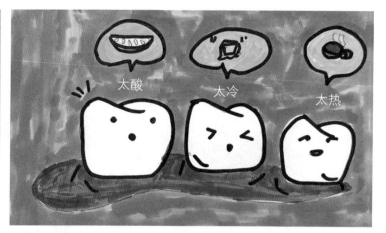

吴斯雅（8岁，二年级）/画

- 预防牙周疾病，少熬夜；
- 有牙病及时处理；
- 缺牙及时修复。

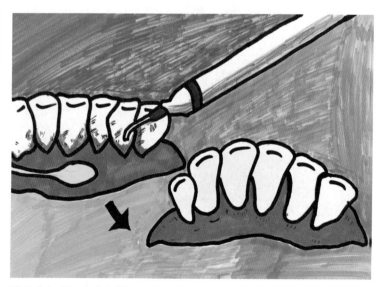

张昕昀（6岁，大班）/画

重点关注牙龈萎缩，坚持定期保养牙齿，养成健康生活习惯，防止牙龈出血、口腔异味，少熬夜，多食新鲜瓜果蔬菜。

日常食用的瓜果蔬菜

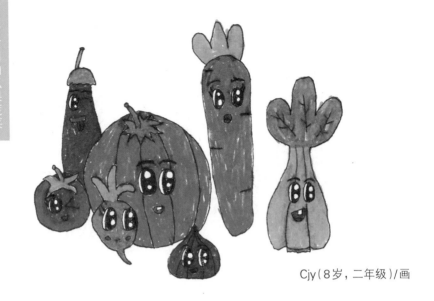

Cjy（8岁，二年级）/画

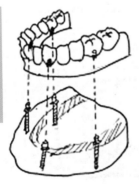

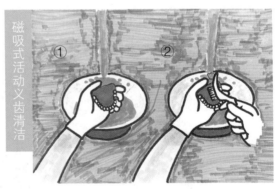

Q61：幸福晚年/老年人（65～100岁⁺）：假牙也能当真牙?

磁吸式活动义齿

磁吸式活动义齿清洁

万江瑜（4岁，小班）/画

　　年龄越大，机体的退行性变化以及系统性疾病患病概率也越大，保持口腔健康与功能对维护全身健康有着日益重要的意义，也对口腔护理提出了更高的要求，以下是一些建议：

　　🦷 坚持早晚刷牙漱口

选择适合的软毛保健牙刷，最好交叉使用2种以上含氟牙膏，提倡正确使用牙线、牙间隙刷、冲牙器等口腔护理用品。若佩戴活动义齿，饭后要及时将活动义齿清洗干净后再佩戴。

定期洗牙洁齿

有效清除牙菌斑、牙结石，可减少牙龈出血，预防控制牙周炎；尤其注意有坏牙缺牙时要及时寻找合适的方式进行修补，避免剩下的好牙跟着遭殃。

保持科学健康的生活方式

多吃富含维生素的蔬菜、水果，避免吃过冷、过热、过于酸甜和坚硬的食物，提倡喝茶或茶水漱口，坚持叩齿锻炼和牙龈按摩，戒烟限酒等。

种植牙和天然牙构造的区别

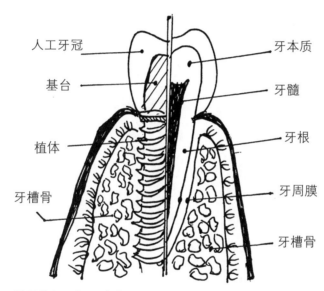

人工牙冠
基台
植体
牙槽骨

牙本质
牙髓
牙根
牙周膜
牙槽骨

陈灵均（13岁，八年级）/画

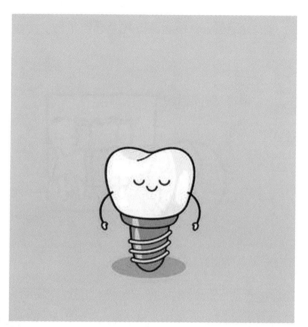

 牙齿美学与功能修复

Teeth aesthetics and functional restoration

1 洁牙：洗牙时的灵魂 4 问

Q62：洗牙洗掉的是什么？

超声龈上洁治术，俗称"洗牙"，是指使用超声设备去除（洗掉）龈上牙结石、菌斑和色渍，并抛光牙面，以延迟菌斑和结石再沉积。

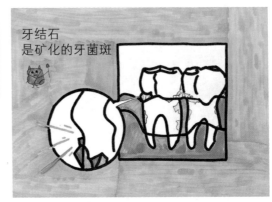

认识牙结石

王力可（5岁，中班）/画

牙结石是指牙齿表面正在钙化或者已经钙化的沉积物与牙菌斑，沉积物通常由唾液或龈沟液中的矿物盐逐渐沉积而成。主要表现为牙齿表面呈黄白色或棕黑色，可伴发牙龈出血及口臭等症状。

洗牙是去除龈上菌斑和牙结石最有效的方法，是预防口腔疾病的重要措施。而一年两次的定期洗牙，也是目前大多数国家都在施行的口腔保健措施。

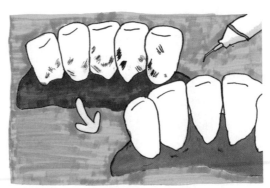

洗牙前后对比

田思彬（10岁，四年级）/画

Q63：洗牙会对牙齿造成损伤吗？

不会。洗牙使用的器具工作头本身并没有任何切削功能，它是靠超声波的高频振动来击碎结石，不会损伤牙齿。

Q64：为什么洗完牙，牙齿还是黄黄的？

因为牙本身就是淡黄色，洗牙只是去除牙齿表面附着的牙结石，恢复牙齿本来的颜色。想要牙齿更白，可以采取美白、贴面等手段。

Q65：洗牙时为什么会出血？

因为牙龈有炎症。炎症越严重，出血越明显。只有完全健康的牙龈在洁治时才不会出血，所以洗牙后要坚持认真刷牙，清除牙菌斑等刺激物，就可减少牙龈出血。

2　美白：牙齿真的能彻底"洗白"吗

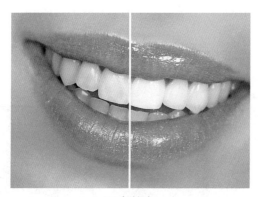

牙齿美白

Q66：牙齿为什么不白？

因为牙齿无法避免着色。

内源性着色

如因疾病或用药导致的着色。

 外源性着色

如因爱喝咖啡、茶、可乐等含色素的饮品导致的着色。

美白的原理是通过美白剂中的过氧化物与变色牙体组织发生氧化还原反应。

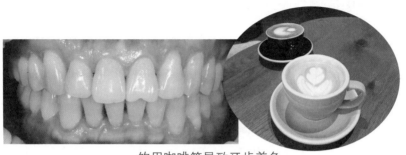

饮用咖啡等导致牙齿着色

Q67：牙齿美白可以自己在家做吗？

可以，如"家庭美白"。

随着大众对于口腔健康的意识增强，越来越多的人开始同步注重牙齿的美观，美白成为了更多爱美人士和注重生活品质人士的选择。牙齿美白按场景区分，有以下两种：

 诊室美白

由口腔医生使用高浓度氧化物对变色牙列进行美白治疗，一般有特定的光照辅助，往往具有较为明显的即刻美白效果。

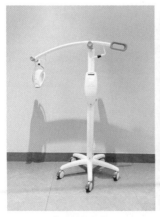

冷光美牙仪

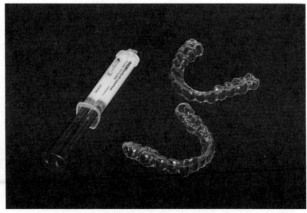

个人美白牙齿工具

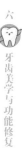

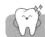 家庭美白

定制个人美白托盘，配合较低浓度的氧化物美白剂，在家自行佩戴。虽然不能快速看到美白效果，但胜在操作简便，时间自由。

Q68：美白一次，效果能保持终身吗？

不能；你想多了。

牙齿美白的效果维持时间因个人的生活习惯和饮食习惯而有所不同。总的来说，牙齿美白的效果通常可以持续数个月至一年。为了延长美白效果的持续时间，建议避免食用染色食物和饮料，戒烟并保持良好的口腔卫生习惯。如需更持久的美白效果，可以定期使用专业的美白产品或咨询牙医进行更深层次的美白治疗。

> 诊室美白＋家庭美白＝更为显著的效果。
> 当然无论是诊室美白还是家庭美白，都需要在专业口腔医生的指导下进行，切勿盲目使用市面上不合格的美白剂。

3 正畸：多大年龄就没必要再矫正了

实际上，正畸没有绝对的年龄限制，只要口腔健康状况良好，任何年龄段均可进行。

青少年是正畸的最佳时期，而对于成人和老年人来说，牙骨已经成熟，牙齿移动的难度较大，治疗时间可能会更长一些，且牙周病、牙齿缺失等问题，也会一定程度影响治疗的效果。

Q69：什么是正畸？

通俗地说，就是"牙齿矫正"。它是指通过佩戴不同的矫正装置，来解决牙齿排列问题（如拥挤、不齐、牙间隙过大、龅牙等），也可以改善咬合并协调颌骨畸形。

Q70：哪一类型的正畸最适合你？

综合正畸目标、个人口内情况和实际预算，根据医生的建议，选择自己最愿接受的那套方案。

功能矫治

主要用于儿童错颌畸形，通过功能矫治器等装置协调上下颌骨位置、训练颌面部肌肉功能，来纠正异常生长发育及不良习惯。

固定矫治

矫治器黏结于牙面，矫治过程中不能自行摘戴。

隐形矫治

借助计算机三维技术预测牙列移动，生成一系列透明树脂膜片的矫治器（隐形牙套），来实现牙列的分布定量移动，适用于在矫治过程中有美观需求的患者。

跟着沙画学科普
正畸的分类

正颌矫治

治疗过程相对复杂，旨在纠正颌骨的不正常生长和错位，以改善咬合功能和面部外观。常用的正颌矫治器包括固定托槽、隐形矫治器、外科手术等。

> **TIPS：**
>
> 美国正畸学会建议儿童在替牙期开始时（6岁左右），进行一次正畸专科检查，使异常的生长发育得到早期发现、长期观察、择期治疗。一般而言，儿童乳牙期、替牙期、刚换完牙都适合咨询正畸专科，择机治疗，以免错失最佳的矫正时机。

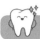 **Q71：正畸的"美"学功能体现在哪些地方？**

 牙列美

包含牙骀、牙弓美，牙齿形态和排列美。

牙 软组织美

如面型美、面中线美、牙弓中线美、颊廊美、唇线美、笑线美等。

牙 侧颜美

通过分析侧颜中的Z角、面突角、鼻唇角等数值，帮助设计和调整正畸方案，以达到相应美学标准。

TIPS：

怎么通过"E线""Z角"来判断颜面美观度？

● E线又称审美平面，临床最为常用，用以评价上下唇的突度；

● Z角是由软组织颏前点至较突唇（上唇或下唇）最前点间切线与眶耳平面所构成的内下交角。成人为80°±5°时，侧貌最为适宜。

中国正常人群的软组织面突角约为170°。国内美貌人群的鼻唇角为95°～100°，男性鼻唇角略大于女性。

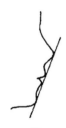 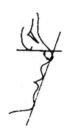 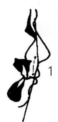 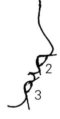

E线　　　　　Z角　　　　　软组织侧面角
（1.面突角 2.鼻唇角 3.颏唇沟角）

4 儿童牙齿早期矫正：加分！助力孩子健康成长

Q72：牙齿早期矫正，你赚到了什么？

你赚到了先机。你的孩子有很大概率会避免后期拔牙，减少了麻烦，并有可能更省钱。

儿童牙齿早期矫正是指在儿童牙齿替换过程中，通过一系列矫正方法和器械纠正牙齿以及骨骼的异常生长或排列问题。

早期矫正有助于改善儿童口腔健康，并且可以预防后续可能出现的、更严重的牙齿以及骨骼问题。

Q73：早期拔乳牙也算儿童牙齿矫正的常见方法吗？

是的。有时候需要提前拔除乳牙，以便为永久牙提供更好的空间和排列。

除此之外，还有以下几种方式：

不良习惯纠正矫治器

用于纠正吮吸拇指、舌头压迫等习惯性行为，以帮助牙齿健康生长。

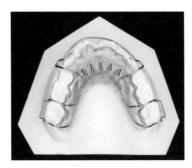

不良习惯纠正矫治器模型

固定矫治器

固定在牙齿上，如托槽、固定支架式矫治器等，用于调整牙齿位置和骨骼关系。

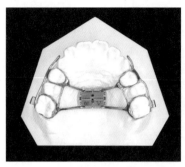

固定矫治器模型

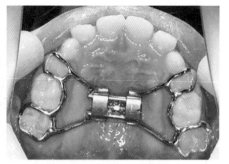

口腔内的固定矫治器

🦷 隐形矫治器

综合解决各类牙齿替换过程中，出现的牙齿排列问题以及骨骼发育问题。

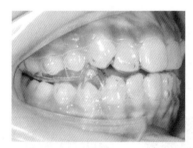

隐形矫治器

🦷 活动矫治器

可自行摘戴，如活动基托式矫治器、活动式功能矫治器等，可以通过移动和调整来纠正牙齿问题以及骨骼问题。

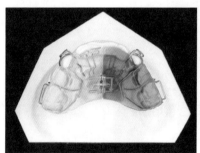

活动矫治器模型

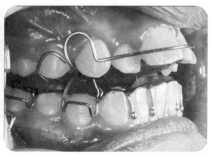

口腔内的活动矫治器

儿童牙齿早期矫正需要根据个体情况而定，并且需要经过专业牙医或正畸专家的评估和指导。如果有需求，请务必咨询相关专业人士以获取详细信息和建议。

5 贴面：牙齿"换装"

Q74：贴面是一种怎样的修复方式？

贴面修复，是采用粘接技术，针对牙体表面缺损、着色、变色和畸形等问题，在保存活髓、少磨牙或不磨牙的情况下，用美容修复材料直接或间接粘接覆盖，以恢复牙体的正常形态和色泽的一种修复方式。

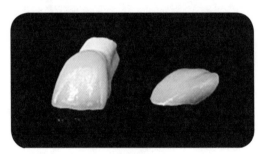

牙齿贴面

Q75：牙齿贴面牢固吗？

贴面通常具有较好的牢固性，可以持续多年。但是，贴面也需要定期维护和修复，并且可能会出现磨损、脱落或变色等问题。因此，定期复查和维护非常重要，以确保贴面的牢固性和美观度。

Q76：贴面适用于哪些症状？

牙体缺损

如牙面小缺损、前牙切角缺损、大面积浅表缺损、颈部楔状缺损牙。

染色牙和变色牙

如四环素染色牙、氟斑牙、死髓变色牙、釉质发育不良牙。

牙体形态异常牙

如畸形牙、过小牙、移动尖牙替代缺失的侧切牙等。

牙体排列异常

如轻度舌侧错位牙、扭转牙、牙间隙较大、轻度中线偏移等。

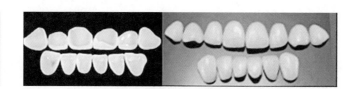

牙体缺损

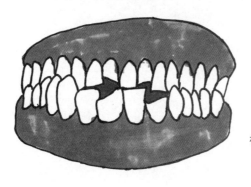

杨佳苓（11岁，五年级）/画

TIPS：

随着粘接技术的普及和各种贴面修复材料的广泛应用，加之贴面修复在牙体预备过程中能够很好地保存自然牙体组织，有效减少修复体边缘长度，有利于牙周组织健康，贴面修复技术逐步被广泛接受，已成为临床常用修复技术。

6 种植牙：人类的"第三副牙齿"

Q77：为什么说种植牙是人类的"第三副牙齿"？

因为它是继乳牙、恒牙后，第三副可以长期固定使用的牙齿。它是一种以植入颌骨内的人工牙根为基础，支持修复上部牙冠的缺牙修复方式。

种植牙包括下部的牙种植体、基台和上部的修复牙冠三部分。它采用人工材料（如纯钛、钛合金、陶瓷等）制成种植体（一般类似牙根形态），经手术方式植入颌骨内（通常是上下颌骨）并获得牢固的固位支持，通过特殊的装置和方式连接支持上部的牙修复体。

跟着沙画学科普
种植牙的组成

Q78：种植牙从开始到结束，要花一天还是一年？

都有可能。

种植牙按时间维度，可分为：

即刻种植（即拔即种）

拔牙当天，同时植入人工牙根。

即刻修复

当天种牙，当天戴牙，当天用牙。

早期种植

拔牙后3个月内。

延期种植

拔牙后3个月及更长。

随着口腔种植学的发展，治疗的周期正在明显缩短，更多地实现种植体植入后即刻修复种植牙冠，拔牙后即刻种植假牙。

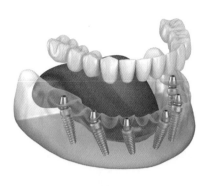

种植体和假牙

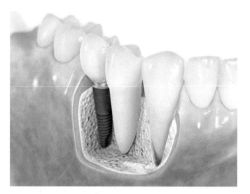

种植牙示意图

种植牙与天然牙的结构对比

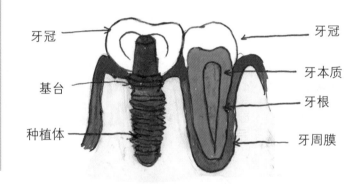

牙冠

基台

种植体

牙冠

牙本质

牙根

牙周膜

马子皓（13岁，八年级）/画

 Q79：种一颗牙要分为哪几步？

种植牙过程包括如下步骤：

- 临床检查与影像学检查；

- 诊断与治疗设计；

- 外科手术；

- 二期、取模扫描；

- 义齿制作与修复；

- 种植体及修复体的维护等。

种牙会失败吗

种植牙作为一种与天然牙功能、结构以及美观效果十分相似的修复方式，已经成为缺牙患者首选。近年国内报道显示，规范的牙种植治疗可以达到10年95%以上的成功率或存留率。

但若人工牙根与颌骨的骨性连接受到破坏，种植牙会发生松动与脱落。常见原因有过大咬合力、种植体周围与植体本身材料质量问题、患者全身性疾病等。

7 活动义齿：戴着吃东西会不舒服吗

对于初次使用者来说，可能会有一段适应期，吃东西时会感到有些不适。适应后不适感会慢慢消失。

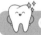 **Q80：镶牙人人都适用吗?**

理论上说，适合大部分人。

镶牙又称活动修复，包括可摘局部义齿和全口活动义齿。它适应证广、磨除牙体组织少，适用于在心理或生理上无法接受手术治疗的人群，不仅能恢复咀嚼功能，亦可在稳定牙弓、发音、美观上有一定效果。

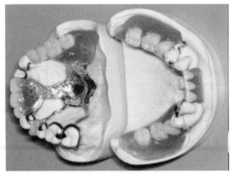

可摘局部义齿（整体图）

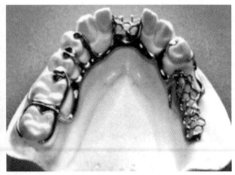

可摘局部义齿（分解图）

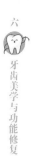

● 可摘局部义齿可以修复缺失的牙体组织、缺损的颌骨组织。重度磨耗伴颞下颌关节症状患者，也可用其进行咬合治疗或重建；

● 当口内已无余留牙可供固位的情况下，便需做成吸附性的全口义齿或者种植体支持的活动义齿。

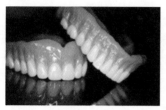

全口活动义齿

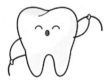

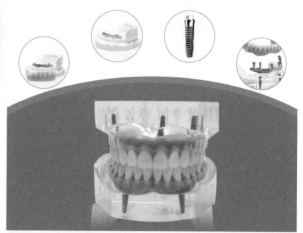

种植体支持的活动义齿

Q81: 佩戴活动义齿，平时要注意什么？

活动义齿有别于其他修复方式，患者必须参与其中的治疗配合，如一日三餐摘戴、日常维护、余留牙清洁、义齿清洁、定期复诊等。

因此，在专业医疗、合理设计、合适选材的前提下，正确护理与定期复诊也是延长义齿使用年限的关键。

8　龋齿充填：小洞早补，大洞没有

Q82: 补牙有什么用？

补牙是一种常见的牙齿修复方法，通常用于修复牙齿中的蛀牙或受损部位。

补牙可以帮助恢复牙齿的形状、大小、颜色和功能，并防止进一步的病变。

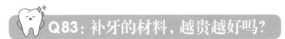
Q83：补牙的材料，越贵越好吗？

不是。主要看是否契合你的口腔情况和需求。

补牙材料有树脂、金属和玻璃离子等，口腔医生会根据牙齿受损的程度、位置和美观要求等因素，制订并提供个性化的治疗方案。

补牙的过程如下：

● 清除蛀牙或受损牙齿部分；

● 准备并填充补牙材料；

● 校准牙齿形状与调整颜色；

● 抛光等。

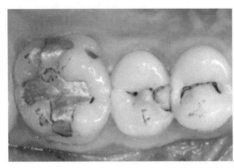 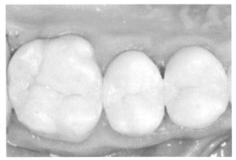

传统银汞合金充填　　　　　　　　　　树脂充填

TIPS：

补牙可以帮助改善牙齿健康和美观，但并非一劳永逸。

补牙后如果养护不当，就可能出现材料崩落、变色、继发性龋坏等状况，如若发生以上状况，需及时就诊，必要时重新修补。

9 拔牙：不痛的牙也要拔吗

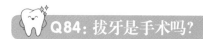

Q84: 拔牙是手术吗？

是，当然是手术！

拔牙是指将牙齿从牙槽骨中完全或部分取出的过程。拔牙原因通常包括牙齿病变、牙齿外伤、牙齿冗余等，是有创操作，具有一定的风险，建议完成血液检测、身体健康及服药情况评估后进行，以有效保障拔牙的安全性，减少术后并发症的发生。

拔牙治疗过程中，医生会使用局部麻醉或镇静剂来减轻疼痛和不适感。有时候需要进行手术拔牙，医生可能会开一些止痛药和抗生素以减轻疼痛和预防术后感染。

拔牙示意图

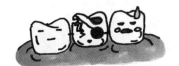

王彦章（10岁，四年级）/画

使用局部麻醉或镇静剂

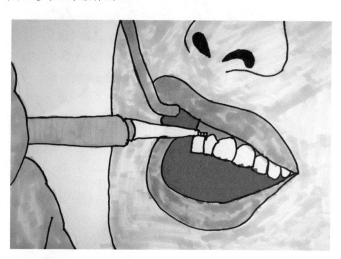

张宸瑶（10岁，四年级）/画

Q85：拔牙后要注意什么？

注意事项（具体看口腔医生给你的"拔牙后注意事项"），比如：

- 术后2小时内禁食禁饮；

- 24小时内不要刷牙或漱口；

- 避免吸吮伤口；

- 避免过热饮食，避免咀嚼黏性或硬食物；

- 避免吸烟，避免饮用含酒精饮料；

- 可以使用冰袋冷敷拔牙的部位来减轻肿胀和疼痛感；

- ……

拔牙后冰敷

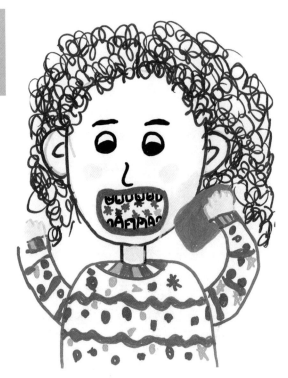

王宝贝（6岁，大班）/画

24小时过后即可进行正常的口腔卫生清理（避开术区）。保持口腔清洁对于术后预防感染和促进伤口愈合具有重要意义！

TIPS：

舒适化拔牙

舒适化拔牙，告别看牙恐惧！

很多人对于拔牙有恐惧感，实际上现代牙科治疗对拔牙的安全性和疼痛管理都提升到了新高度。有的专业机构具备各种舒适化辅助手段，以最大程度减少拔牙带来的不适，使整个过程放松且舒适。

10 根管治疗：对牙齿痛症有奇效

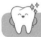 **Q86：根管治疗能治牙髓炎和根尖周炎吗？**

根管治疗是目前公认的治疗牙髓炎和根尖周炎的最有效方法，能控制大多数牙髓及根尖周病变。

其原理就是先清除根管内的感染物质，再尽可能完善地完成根管充填，达到消除牙髓及根尖周炎症、防止再感染的目的。

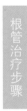

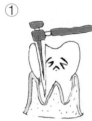

① 打开牙髓治疗通道

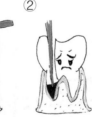

② 清除牙髓残屑及细菌

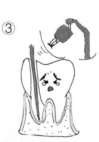

③ 用X光确定根管长度

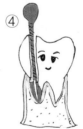

④ 用纸针吸去水分

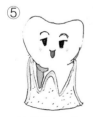

⑤ 给患髓上药

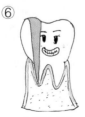

⑥ 充填材料

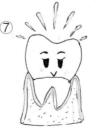

⑦ 佩戴牙冠

完成啦！

注：图示以单侧根管治疗为例，另一侧同理。

刘宝贝（10岁，四年级）/画

Q87: 根管治疗的步骤有哪些?

步骤不多, 但考验的是医生的专业度和你的配合度。

● 开髓;

● 根管预备;

● 根管消毒;

● 根管充填。

通常需要复诊2~3次才能完成! (有时更长, 需视病情轻重而定; 根据适应证, 也有一次性根管治疗)

TIPS:

根管治疗总体能达到90%以上的成功率!

相对而言, 中老年患者、钙化根管、多根管的磨牙、根尖周炎的治疗难度大一些, 对医生技术要求更高。

根管治疗后, 牙齿感染被消除了, 牙齿不痛了, 同时牙髓对牙齿的营养作用也没有了。牙齿变得比较脆, 容易劈裂, 所以一般建议做全瓷冠或高嵌体进行修复和保护。

11 全瓷冠修复: 全瓷和烤瓷有什么区别

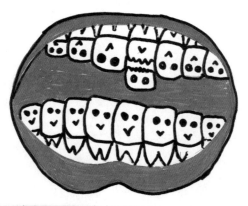

唐宝贝(4岁, 中班)/画

Q88：全瓷冠和烤瓷冠一样吗？

不一样。

全瓷冠和烤瓷冠虽然都是用于牙齿修复的冠，但在材料和制作工艺上有所不同，也各自具有一些优缺点。具体选择哪种冠修复方式，应根据个人的口腔情况、需求和医生的建议来决定。

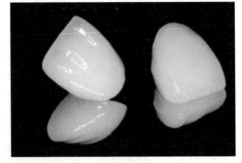

全瓷牙冠

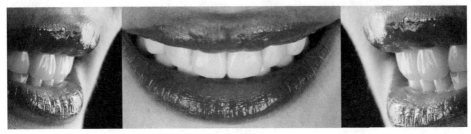

全瓷牙修复图

 Q89：全瓷冠的适应证有哪些？

● 前牙的切角缺损、切缘缺损，不宜使用充填治疗，需做全冠修复者；

● 大面积的牙齿缺损，充填后需要美容修复者；

● 死髓牙、氟斑牙、四环素牙等变色牙；

● 根管治疗后的牙齿；

● 扭转牙、畸形牙需要用全冠改善外形和外观；

● 牙体缺损要求修复，患者对金属过敏，或不希望口内有金属材料存在，又或需做某些检查而不宜选用金属烤瓷冠修复者。

 **Q90：全瓷冠有哪些优点？**

出色的美学性能

半透明性佳、层次感强，具有与天然牙相似的美学效果。

可调节的色彩效果

某些种类的全瓷冠，制作完成后仍可通过改变黏结剂的颜色来调节最终修复体的色彩效果。

不存在金属成分

不存在金属烤瓷冠的龈染、着色和某些金属可能造成的过敏问题，有更好的生物相容性。

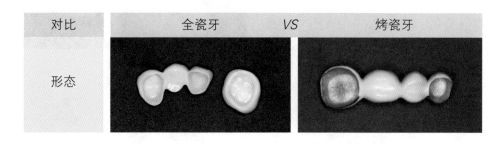

对比	全瓷牙　　　*VS*　　　烤瓷牙
形态	

TIPS：

全瓷冠是当下使用率较高的一种牙齿修复手段。

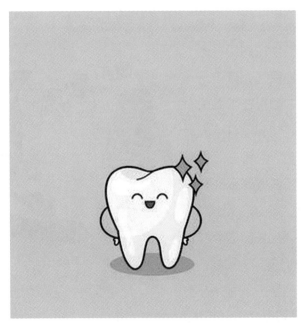

七 全身疾病与口腔健康

Systemic diseases and oral health

糖尿病：与牙周炎息息相关

糖尿病和牙周炎的关系，是人们长期以来研究的一个课题。那么二者的关系，到底怎样呢？

Q91: 牙周炎与糖尿病有什么关联？

牙周疾病与糖尿病均为患病率较高的慢性疾病，其中牙周炎与糖尿病之间存在密切关系。大量流行病学、试验性或临床研究得出结论：两者之间存在双向关系，往往形成恶性循环，使疾病加重。

● 牙周炎可能影响血糖控制，增加糖尿病并发症的风险；

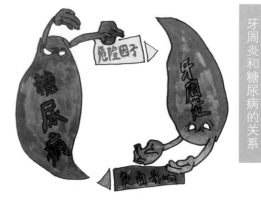

牙周炎和糖尿病的关系

吴坤凯（10岁，四年级）/画

● 糖尿病会增加牙周炎的患病风险、严重程度，并影响牙周炎治疗效果。糖尿病患者的牙周炎往往比非糖尿病患者严重。

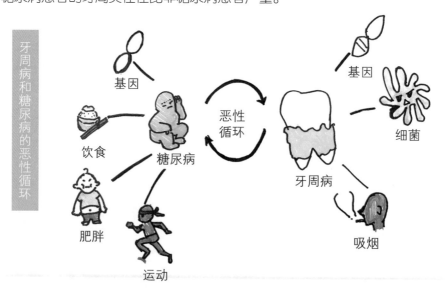

牙周病和糖尿病的恶性循环

王子琪（11岁，五年级）/画

糖尿病患者应定期进行口腔检查，在关注血糖的同时，注意维护牙周健康，这也有利于血糖控制。

2　心脑血管疾病：口与心的"高速通道"

Q92：细菌是怎么从口到心的？

口腔与心脏，于空间上相去甚远，于健康上却紧密相连。牙周炎和心脏病等都是常见的慢性疾病，两者互有相关。

口腔内是有菌环境，牙周炎活动期患者口内牙龈极易出血，被结石破坏后而开放的血管，有时将成为细菌前往心脏的高速通道。

Q93：为什么牙周炎患者特别需要注意心脑血管问题？

相关研究显示，85％以上的中国人都患有不同程度的牙周疾病。而牙周炎与冠心病、心力衰竭之间存在正相关，与脑卒中存在关联。与正常人相比牙周炎患者发生脑血管疾病的风险大大增加，发生心梗和脑卒中的风险增加了一倍以上。

牙周炎与心脏疾病之间的关系

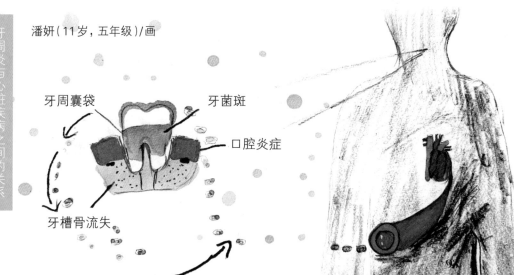

潘妍（11岁，五年级）/画

牙周囊袋　　　牙菌斑

口腔炎症

牙槽骨流失

美国心脏学会报告显示：重度牙周炎患者在1天时间内可经历多达300次的菌血症；频繁侵入血液循环的牙周致病菌会引起心脏问题，从而损伤血管内皮使机体长期处于高炎症状态，提高了血栓形成概率，增加了血管狭窄风险。研究表明，牙周炎患者（特别是重度牙周炎患者）罹患心血管疾病风险较高，包括但不限于急性心肌梗死与心衰。所以，在治疗牙周炎的同时，也能降低罹患心脏病的风险；保留天然牙的同时，也能达到维护全身健康的目的。

TIPS:

世界心脏联盟与欧洲牙周病学联盟联合发布共识：有心脏病的人，该去看看牙周啦。

3 骨质疏松症：会导致牙齿脱落吗

骨质疏松症是以骨密度减少、骨质变薄为特征的骨骼疾病，而牙齿的稳固性依赖于牙齿周围的骨组织支持。当骨质疏松症产生时，牙齿周围的骨组织会变得脆弱，对口腔健康有一定影响。那么，问题来了——

Q94: 骨质疏松症会对牙齿造成什么危害?

骨质疏松症是中老年人群的常见疾病，尤其女性高发。

骨质疏松

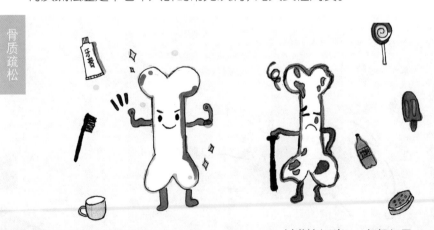

刘瑾灿（7岁，一年级）/画

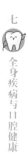
许多人认为骨质疏松症会导致牙齿松动脱落，实际却并非如此。某种程度上来说，牙周炎才是导致牙齿松动脱落的元凶。

患有骨质疏松症的人群，种植牙后需要的愈合时间，可能会比正常人群长。至于种植牙的成功率，目前研究认为骨质疏松症患者与骨质正常的人群没有明显差别。

TIPS:

一类治疗骨质疏松的药物如双膦酸盐，与拔牙或者种植牙之后发生的骨坏死相关。如果静脉注射了该类药物，通常不建议直接进行拔牙或者种植牙这类有创的口腔操作。

4　高血压病：牙龈增生是因为降压药吗

高血压病一般会伴随终身，其与口腔健康有着紧密关联，长期服用高血压药物可能会导致牙龈增生。

Q95：高血压病患者进行口腔治疗要注意些什么？

注意控制血压。

高血压病最新的诊断标准是收缩压≥130毫米汞柱，或者舒张压≥80毫米汞柱。

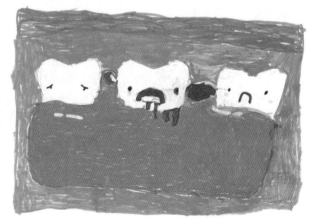

高血压药物可能引起的牙龈增生

赵琳熙（8岁，二年级）/画

高血压病与口腔健康的关联主要在于如下口腔治疗方面:

● 当收缩压高于180毫米汞柱,一切有创的口腔操作,比如拔牙、种牙、牙周手术,都不可以进行,否则可能诱发危及生命的并发症;

● 一类治疗高血压病的药物——钙通道阻滞剂(例如硝苯地平),可能会引起牙龈增生,这类患者就需要去牙周科就诊,并咨询内科医生是否可以更换治疗高血压病的药物。

5 口干综合征:助长"猖獗龋"

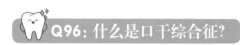

Q96:什么是口干综合征?

口干综合征是指口腔黏膜和唾液腺分泌不足,导致口腔内缺乏足够的唾液。这种情况可能会导致口干、口渴,咀嚼和吞咽困难等症状。

产生的原因包括药物、年龄因素、神经系统问题、自身免疫性疾病、放射治疗、口腔呼吸、吸烟、饮酒、咀嚼槟榔等。

口干综合征示意图

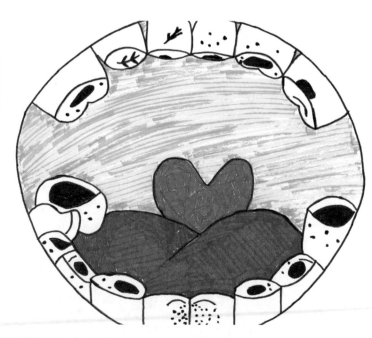

林智博(5岁,大班)/画

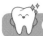 **Q97：口干综合征是怎么"伤害"口腔的？**

 口腔不适

口腔黏膜干燥，引发灼热、刺痛、疼痛等症状。

 龋齿风险增加

缺乏足够唾液清洁口腔，容易导致牙菌斑积聚和酸性环境形成，严重时导致"猖獗龋"。

 吞咽困难

缺乏足够唾液可能导致食物在咽喉部位滞留，引起吞咽困难或疼痛。

 口腔异味

缺乏唾液致使细菌和食物残渣容易滞留在口中，引发异味。

 口腔感染风险增加

缺乏唾液的抗菌作用，使口腔容易受到感染。

TIPS：

相关研究表明，口腔疾病还与胃病、风湿免疫性疾病、呼吸系统感染、早产/低体重新生儿等都存在一定关系。更多详细内容，请咨询专业医生了解。

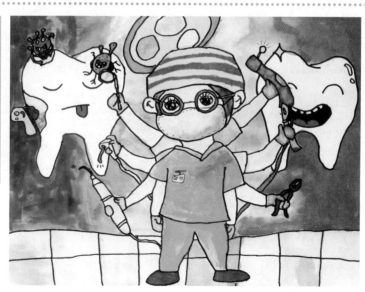

我心目中的牙齿守护天使

徐宝贝（6岁，大班）/画

6 **口腔舒适化治疗：睡着就能看好牙**

Q98：口腔舒适化治疗就是打麻药吗？

当然不是。

口腔舒适化治疗是指通过一系列的方法和措施，减轻或消除患者在接受口腔治疗过程中可能出现的紧张焦虑和疼痛不适感。这种治疗旨在提高患者的口腔就医体验感，它体现的是一种以人为本的人文关怀。

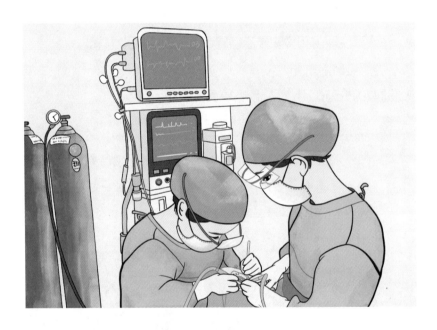

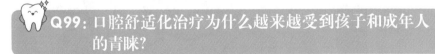 **Q99：口腔舒适化治疗为什么越来越受到孩子和成年人的青睐？**

因为给患者带来的舒适化体验多，例如：

● 一次性完成更多口腔治疗，帮助节约时间成本；

● 提高医生操作的有效性和准确性，使治疗更彻底；

● 更高的安全性，减少穿髓、误吸等医源性损伤；

● 人性化、无痛化、舒适化，解决牙科恐惧患者治疗问题；

● 多学科诊疗，团队合作，治疗更加系统化。

 Q100：常见的口腔舒适化治疗方法有哪些？

🦷 倾听与沟通

医生和护士应倾听患者的需求和担忧，与患者进行良好的沟通，提供情感上的支持和关怀。

🦷 预防性镇痛

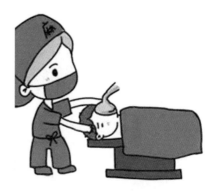

在治疗过程中，医生可以采用预防性镇痛措施，如局部冷却、麻醉凝胶等，以减轻治疗后可能出现的不适和疼痛感。

🦷 无痛麻醉仪局部麻醉技术

由电脑智能控制，维持稳定、持续、慢速、适宜压力和体积的麻醉药物流量，降低对局部组织的压力，从而避免了局部瞬时高压膨胀产生的疼痛。

🦷 镇静技术

对于有焦虑或恐惧心理的患者，可以通过口服镇静技术、滴鼻镇静技术以及静脉注射镇静药物等方式来放松患者情绪，减少紧张感。同时，让患者保留一定自主意识以及各种自身性保护反射。

🦷 全身麻醉技术

将麻醉药物经静脉或吸入方式注入，通过自身循环作用于中枢神经系统，从而达到治疗所需要的麻醉深度，让患者处于"绝对配合"的麻醉状态，是口腔舒适化治疗的终极武器。

 TIPS：

总体来说，口腔舒适化治疗是为了提高患者对口腔保健的接受度和积极性。

如果您对口腔舒适化治疗感兴趣或有相关需求，请咨询专业的口腔医生以获取更详细的信息和建议。

致谢

首先感谢杭州牙科医院集团董事长杨占友，他是一个执着、坚定、满怀热忱的人。他不断地提出要组织编写一本符合当下全年龄段人群的口腔保健手册，于是我们开始编写本书，并且有了今天的付梓。他是这本书的头号创意人。

感谢为本书撰稿及提供素材的44位作者们，他(她)们发自内心地热爱并投身于口腔医学事业。

他(她)们共来自21家医疗机构，即杭州牙科医院(王丽娜、王晶、田力达、包熙晨、吴蘅卿、张春阳、张晓晟、林欣莹、顾凯凯、韩子韵、傅秋怡、戴宜君)，杭州儿童口腔医院(黄星亮、徐欣晨、金玲玲)，杭州老年口腔医院(欧全刚、吴旻宣、高原)，杭州西湖口腔医院(叶宝定)，杭州萧山牙科医院(邱宜农)，杭州萧山儿童口腔医院(杨丽)，杭州钱塘牙科医院(吴刘茜、章一帆、程晓雪、张贤)，杭州牙科医院临平口腔医院&成都锦官口腔医院(宋宇涵、赵磊)，杭州牙科医院上塘口腔医院(叶志振)，杭州富阳口腔医院(叶论)，杭州牙科医院余杭口腔(米兰)，杭州牙科医院未来口腔医院(于阳)，上海新浦口腔(刘颖、闫恺潇、庞博)，义乌牙科医院(吕江)，杭州牙科医院义乌口腔医院(黄菠菠)，浙江大学医学院附属口腔医院(蔡霞、刘传霞)，浙江大学医学院附属第一医院(朱丽琴)，浙江省人民医院(杨帆)，浙江医院(徐国超)，杭州市第一人民医院(王永武)，杭州市第二人民医院(丁成)。

感谢为本手册临摹作画的小朋友们，他(她)们是小患者，更是爱牙护牙小天使。

感谢杭州牙科医院集团的19位通讯员(尧三、胡梦迪、谢月蓉、任博龙、姚兆新、郭晓霞、钱旭晨、许思哲、王明勇、周凡、王晶晶、李成舟、胡海波、毛晓毅、金康生、周强、王蓓蓓、邝丽容、吴淑芳)，他(她)们来自18家杭州牙科医院集团下属医疗机构，即杭州牙科医院、杭州儿童口腔医院、杭州西湖口腔医院、杭州萧山儿童口腔医院、杭州牙科医院临平城北口腔医院、杭州富阳口腔医院、杭州牙科医院上塘口腔医院、杭州下城口腔医院、杭州牙科医院新华路门诊、杭州钱塘牙科医院、杭州牙科医院余杭口腔、杭州牙科医院未来口腔医院、义乌儿童口腔医院、杭州牙科医院义乌口腔医院、上海新浦口腔、成都锦官口腔医院、海口杭牙维信口腔、三亚杭牙维信口腔，他们为小朋友的画作召集和素材整理付出了巨大的耐心和努力。

感谢杭牙集团副总经理杨维良、董志强、杭州国际口腔培训中心执行校长王丽娟对本书提出的建设性意见。

感谢浙江省口腔医学会对本书的指导和支持。

感谢浙江科学技术出版社的编辑团队，他们非常专业和热忱，实现了本书的出版。

感谢看到此页的你，尽管本书得到许多伙伴的帮助，差错仍在所难免，恳请不吝赐教。

王心华

2024 年 1 月